家庭で行う手のリハビリ

一日10分

遠藤てる＋鈴木真弓＋松村恵理子 著

協同医書出版社

装幀:岡 孝治

はじめに

　本書は、家庭で、生活を楽しみながら、毎日、手の練習を続けていける方法を提案しています。毎日行える簡単な方法です。

　しかし、姿勢などに十分に注意をしながら練習しないと、練習の効果が期待できないばかりか、かえって悪くしてしまいます。この点が練習する上では難しいのです。そのため、注意していただきたい点は、"またか"と思われるかもしれませんが、何回も、繰り返し、書かせていただきました。

　本書を使って練習しようと思われる方は、病院から退院された直後の方、練習したいと思いつつ、なかなか良い方法がないので練習してこなかった方、今の練習方法には何となくもの足りなかった方など、いろいろな方がおられると思います。また、片麻痺の状態も、軽い方から重い方まで、いろいろな方がおられると思います。

　したがって、お一人おひとりの手の状態に合わせた練習方法について書きました。ご自分の状態を調べて、知っていただき、その状態に合わせて、練習方法を選んでいただきます。

　練習時間は、1日10分としました。気持ちを集中して、痛みなどを起こさないように、安全に行える練習時間と考えます。

　さらに、1日10分なのは、家庭での生活が大切だからです。生活の妨げにならないで練習できることを、この本は大事にしたいのです。しかし、練習をより充実していきたいと思われる方のためには、追加の練習方法があります。生活の妨げにならない範囲で、練習をしていっていただきたいと思います。

　また、生活の中や練習で、手が硬くなるなどの困った状態になった時に、行っていただきたい、身体を柔軟にする練習があります。

　加えて、片麻痺は、運動麻痺だけでなく感覚障碍が起こることが多いのです。それで、感覚障碍のある手の練習方法や生活の中での使い方についても書きました。麻痺が軽い手の練習方法もあります。

　本書で記した練習は、毎日行っていただくとともに、長く続けていただくことが大切です。継続して練習していただかないと効果は出ません。週に5日は行っていただきたいのです。毎日続けていくには、楽しみながら練習することが大切です。うまく続けられたら自分にご褒美をあげるなど、何か楽しむ方法を見つけられるとよいと思います。

　また、練習を続けていかれないと、姿勢が歪んできたり、手足が硬くなったりして、手が使いにくくなったりもしますので、続けていくことは大切です。"継続は力なり"という言葉がとても生きている練習です。

　この本を読まれて、実際に練習をされて、生活が少しでもしやすくなっていかれることを願っています。

はじめに
本書の使い方

第1部 基礎編

第1章 手のリハビリのための基礎知識

❶ 主に手足に起こる運動麻痺 …… 2
(1) 運動麻痺の現れ方 ……2
(2) 運動麻痺の程度を確認する方法；「機能ステップの確認」 ……3

❷ 運動麻痺の改善のし方 …… 3

❸ 運動麻痺によって起こる主な症状 …… 3
(1) 腕や脚の各部分が一緒に動く（共同運動） ……3
(2) 筋肉の緊張が強くなる（痙縮） ……4
(3) 肩の痛みが出やすい ……4
(4) 姿勢が歪みやすい ……4

❹ 運動麻痺と一緒に起こる主な症状 …… 5
(1) 感覚障碍 ……5
(2) 高次脳機能障碍 ……5

第2章 リハビリ（練習）の前に知っておきたいこと

❶ 手が動く仕組み …… 7
腕と肩甲骨が一緒に動く仕組み ／ ものを握るのに大切な手の仕組み

❷ 麻痺のある手が使えるようになるには …… 8

❸ 練習の際に気をつけたい疾患 …… 11
心疾患 ／ 高血圧症 ／ 糖尿病 ／ 頸椎症 ／ 腰痛

❹ 障碍の程度・発症からの期間・運動麻痺の改善の程度 …… 12

第3章 手のリハビリの組み立て方

❶ 練習を組み立てる三大要素 …… 13
(1) 肩肘と手の機能ステップが同じ段階になるようにすること ……13
(2) 発症前（普通）の運動へと近づけ、戻すこと ……13
(3) 手を身体の中心から外側へと伸ばすこと ……13

❷ 障碍の程度を確認 …… 14
(1) 運動麻痺の現れ方の確認（「表1　肩肘と手の機能ステップの確認」） ……14
(2) 身体状態の確認（「表2　身体状態のチェックリスト」） ……14

❸ リハビリ（練習）で使ういろいろな方法 …… 20

❹ 練習の内容（強さ）を決める時、変更する時の留意点 ── 練習計画をつくるには …… 22
練習しないでいた期間 ／ 年齢 ／ 手や腕の痙縮の強さ ／
発症前の筋力 ／ その他

❺ 練習する時の留意点 …… 23
(1) 少しでもよくなるように練習するには ……23
(2) 練習中、休みをとらなければいけない状態（"疲れのサイン"）とは ……23
(3) 練習の前には準備運動が大切 ……24

第2部 実践編

第4章 腕を伸ばすモビングの練習

❶ 練習の目的 …………………………………………………………… 26
❷ 用意するもの（道具や物品） ………………………………………… 26
❸ 確認したい練習の姿勢 ……………………………………………… 30
❹ 練習する時の留意点 ………………………………………………… 30
❺ 腕の状態と練習の内容 ……………………………………………… 34
モビングの練習レベルの決め方 ／ 練習レベルの違いによる練習の内容
❻ 両手のモビングの練習方法 ………………………………………… 35
両手0度（水平位）の練習 ／ 両手0度（水平位）の練習（小座布団で支える方法）／
ゆるゆるモビング
❼ 片手のモビングの練習方法 ………………………………………… 47
片手0度（水平位）の練習 ／ 片手5度の練習 ／ 片手10度の練習 ／
片手15度〜25度の練習
❽ 練習の進め方 ………………………………………………………… 58
（1）練習計画のつくり方の約束 ……58
（2）練習の進め方の約束 ……59
（3）練習開始時から1か月間の練習の進め方 ……62
（4）練習開始1か月目からの具体的な練習の例 ……64
（5）練習開始2か月目から1か月間の練習の進め方 ……67
（6）練習開始3か月目から1か月間の練習の進め方 ……69
（7）練習開始4か月目以降の練習の進め方 ……71

第5章 つまみと握りの練習

❶ 練習の目的 …………………………………………………………… 73
❷ 用意するもの（道具や物品） ………………………………………… 73
❸ 確認したい練習の姿勢と手の位置 ………………………………… 74
❹ 練習する時の留意点 ………………………………………………… 75
❺ 手の機能ステップと練習の目的 …………………………………… 77
❻ 手と腕の状態と練習方法 …………………………………………… 78
練習方法の決め方 ／ 練習方法を決める時の留意点 ／
手と腕の状態と練習方法
❼ つまみと握りの練習方法 …………………………………………… 80
練習A、練習B ／ 練習C、練習D ／ 練習E
❽ 練習の進め方 ………………………………………………………… 89
（1）練習方法の選び方 ……89
（2）練習レベルの決め方 ……89
（3）練習の進め方の原則 ……89
（4）ものの大きさと形の選び方、変え方 ……90
（5）練習開始から1か月間の練習の進め方 ……90

(6) 練習開始 2 か月目から 1 か月間の練習の進め方 ……91
(7) 練習開始 2 か月目からの具体的な練習の例 ——"モビングの練習"と"つまみと握りの練習"を組み合わせた練習　……92
(8) 練習開始 3 か月目から 1 か月間の練習の進め方　……94
(9) 練習開始 4 か月目以降の練習の進め方　……95

第6章　身体を柔軟にする練習

1. 練習の目的 …… 97
2. ストレッチ体操 …… 97
   練習の進め方 ／ 練習の方法
3. 腕と上体の関節を動かし、筋肉を伸ばす練習 …… 102
   練習の進め方 ／ 練習の方法
4. 両手のモビングの練習 …… 105

第7章　健側の腕を強くする練習 ——体力や、時間に余裕がある人に——

1. 練習の目的 …… 107
2. 練習を始める時期 …… 107
3. 練習する時の留意点 …… 107
4. 練習の進め方 …… 108
   練習の進め方の原則 ／ 練習の内容を決めたり、変える時の留意点 ／ 一日の中での練習時間
5. 練習の方法 …… 109
   高い位置の容器に軽い球などを入れる練習 ／ 腕を伸ばすモビングの練習 ／ ペットボトルを使用した練習

第8章　その他の練習

1. 感覚障碍がある手の練習と生活の中での使い方 …… 111
2. 生活の中で麻痺側の手を使う練習 …… 113
3. 手の使いやすさを高める練習〈肩肘と手の機能ステップが6の人の"追加"の練習〉…… 116

第9章　道具の作り方

1. モビング用ブロック …… 125
2. 滑らかな板 …… 128
3. モビング台 —— 軽量簡易型 …… 128
4. プラスチック材を使った軽い立方体の作り方 …… 130
5. 手まり …… 131

巻末付録

❶ Q&A ··· 136
- Q1 ●なぜ練習時間は1日10分なのですか？
- Q2 ●モビングの名前は？
- Q3 ●ものがつまめない、握れないのだから、まずその練習をしたいのですが？
- Q4 ●力をつけるにはどうしたらよいですか？
- Q5 ●「手は開かないと使えません」と言っていますが？　ものを握りたいのですが
- Q6 ●疲れなど感じないのですが？
- Q7 ●「無理をしない」とは、どういうことですか？
- Q8 ●感覚障碍があっても使った方がよいのですか？
- Q9 ●練習をしていく中で腕の状態と脚の状態は、互いに影響がありますか？
- Q10 ●普通の椅子に座るように勧めていますが？　座る姿勢は？
- Q11 ●車いすに座って練習してはいけないのでしょうか？
- Q12 ●肘がまっすぐに伸びた状態とは、どんな状態ですか？
- Q13 ●肘をまっすぐになるまで伸ばして練習する、と説明していますが、なぜですか？
- Q14 ●肘がまっすぐになるまで伸びているかの確認は、どのようにしますか？
- Q15 ●モビングの練習では、腕を伸ばす方向は、なぜ"まっすぐ前の方へ"なのですか？
- Q16 ●片手でのモビングの練習で、肘を伸ばすのに集中したら、肘が曲がりにくくなってしまいますが？
- Q17 ●片手でのモビングの練習で、肘を伸ばす時に、麻痺側の手を机や板に押しつけてしまうのですが？
- Q18 ●モビングの練習の角度は、なぜ25度までなのですか？
- Q19 ●つまみの練習に、最初に、立方体を使うのはなぜですか？　また、2〜3cmの大きさを使うのはなぜですか？
- Q20 ●なぜ、コルクの立方体がよいのですか？
- Q21 ●つまみと握りの練習で、手の置き方と立方体を持っていく方向が決められていますが、なぜそこなのですか？
- Q22 ●ストレッチ体操で、手首を伸ばすのは、なぜ80度までなのですか？
- Q23 ●健側の腕を強くする練習の内容を決める時や変えたい時には？
- Q24 ●健側の腕や肩が疲れたり、痛みが出た時には、どうすればよいですか？
- Q25 ●生活の中で、"疲れのサイン"を出さないためには、どうすればよいですか？
- Q26 ●練習はいつまで続けるのでしょうか？
- Q27 ●手は、いつになったら良くなるのでしょうか？
- Q28 ●手を動かしていないと、何か問題が起きますか？

❷ 頭の体操：ピクチャーパズルを使った練習 ··· 145
練習の目的 ／ 用具 ／ 練習の方法

❸ 参　考 ··· 148
(1) もっと自分の状態を知るために ……148
　　表3　自分の健康状態 ／ 表4　関節の動きを確かめる（腕を動かす）
(2) ブルンストローム・ステージ ……148

練習記録・練習実施早見表 ……152

文　献
おわりに

本書の使い方

1. 内容一覧

目次／区分		内容のメモ	
基礎編	第1章 手のリハビリのための 基礎知識　…2ページ	● 練習するのに、基本的に知っておかなければならないことが、まとめて書いてあります。 ● 障碍の特徴や、個人の状態に合わせた練習方法、練習計画をつくる時の留意点などが書いてあります。 ● **必ず**、注意して読んで、頭の片隅に置いて練習します。	
基礎編	第2章 リハビリ(練習)の前に 知っておきたいこと　…7ページ		
基礎編	第3章 手のリハビリの組み立て方　…13ページ		
実践編	第4章 腕を伸ばすモビングの練習　…26ページ	● 本書の中心になる練習です。 ● **この練習から始めます。** ● 練習の進め方は、1か月ごとに変わります。 ● 練習方法（やり方）は、練習する人の**障碍の程度**によって違います。	● 身体を動かす感覚を思い出して、肩や肘、手を伸ばしていきます。 ● 軽い運動からキチンと腕を動かす運動まで、幅広く練習できます。
実践編	第5章 つまみと握りの練習　…73ページ	● 練習開始後、**2か月目**から始められます。 ● 手の状態によっては、練習しない人もいます。	● 手の動きを改善する練習です。 ● 手で、ものを持ち、届かせたいところへ持っていって、離す練習です。
実践編	第6章 身体を柔軟にする練習　…97ページ	● 練習の前後や、練習の中で**必要になったら**、行います。 ● 生活の中で、手を使って、硬くなった時にも行います。	● 身体の関節や筋肉が、硬くならないように、また硬くなっているのを、伸ばしたり、繰り返し動かして、柔らかくする練習です。 ● 両手のモビングも、この練習に使えます。
実践編	第7章 健側の腕を強くする練習　…107ページ	● 体力や、時間に余裕がある人の練習です。 ● 練習開始後、**3か月目**から始められます。	● 麻痺のない腕や上体の筋肉の力を強くする練習です。 ● 4章、5章で使った道具や、ペットボトルを使って練習します。
実践編	第8章 その他の練習　…111ページ	**1. 感覚障碍のある手の練習と生活の中での使い方**（111ページ） 手の感覚は、とても敏感です。感覚は、目に見えないですが、大切です。どのように使ったら、安全に、上手に使えるか提案しています。	
実践編	第8章 その他の練習　…111ページ	**2. 生活の中で麻痺側の手を使う練習**（113ページ） **練習して、動くようになったら、無理をしないで使いましょう。**	
実践編	第8章 その他の練習　…111ページ	**3. 手の使いやすさを高める練習**（116ページ） **使えるけれど、使い勝手が悪い人の練習方法です。**	
実践編	第9章 道具の作り方　…125ページ	● 練習が進んでから使う道具で、市販品にはないものを、作る方法を紹介しています。 ● ほとんどは、市販のものを利用して、ご家族が簡単に作れる道具です。	

練習を開始できる時期：
＊誰もが行うのは、腕を伸ばすモビングの練習だけです。他は、本文をよく読んで、腕の動きの状態などによって選びます。
なお、身体を柔軟にする練習は、ほとんどの人が行った方がよい練習です。

他と関係する大切なこと	練習を開始できる時期			
	練習開始 1か月目～	2か月～	3か月～	4か月目～
● 障碍の程度を確認（14ページ） ● "疲れのサイン"（24ページ） ● 練習の内容を決める時、変更する時の留意点──練習計画をつくるには（22ページ） ● 練習する時の留意点（23ページ）				
● 練習の姿勢（31ページ） ● 練習計画のつくり方の約束（58ページ） ● 練習の進め方の約束（59ページ） ● 練習量の増やし過ぎでないかの確認方法（70ページ）	➡ **1か月目から始めます。** 　腕の状態によって、練習方法は異なります。 　1か月ごとに、練習内容を変えられます。			
● 練習の姿勢（74ページ） ● 続けて運動できる力がついてこない人の練習（94ページ）	✕	➡ **2か月目から始められます。** 　手の状態によっては、練習しない人がいます。 　そのような人はモビングの練習に励みましょう。		
	➡ **いつでも、腕が伸ばせなくなったり、硬いと感じたら練習します。**			
● 1日の中での練習時間（109ページ）	✕	✕	➡ **3か月目から始められます。** 　体力や、時間に余裕のある人の練習です。	
	➡ **1か月目から始められます。** 　感覚障碍のある人が、安全に、上手に、無理なく、手を使う練習です。			
● 生活の中で、麻痺側の手を使う時に注意したいこと（115ページ）	**手が動くようになったら、安全に、上手に、無理なく、手を使う練習です。**			
	✕	✕	✕	➡ **4か月目から始められます。** 　手と腕の状態が良い人の練習です。

	区分		内容のメモ	他と関係する大切なこと
巻末付録	1	Q&A …136ページ	●疑問がでてきた時に、読んでください。よく質問されることにお答えしています。 ●姿勢や練習について、もっと知りたいと思うような事柄について、詳しく説明しています。	
	2	頭の体操 …145ページ	●意欲をもち、気持ちが集中できるようになる、ピクチャーパズルを使った簡単な練習方法です。	
	3	参考 …148ページ	●自分の状態をもっと知るための質問用紙や練習記録の用紙、練習実施早見表の用紙、文献がのっています。	●表3 自分の健康状態（149ページ） ●表4 関節の動きを確かめる（腕を動かす）（150ページ）

2. 大切ですが、紛らわしい用語

1) 機能ステップ
- 腕の状態を表す用語です（3ページ）。
- 肩肘の機能ステップと、手の機能ステップがあります。
- 6段階で表します。1が麻痺が最も重く、6が最も軽い状態を表します。

2) 練習レベル
- 練習する時に使う用語です（34ページ）。
- 腕を伸ばすモビングの練習と、つまみと握りの練習で使います。決め方は、各々の練習で少し違っていますので、注意してください（モビングの練習は34ページ、つまみと握りの練習は89ページ）。
- 6段階で表します。1が最もやさしい、6が最も難しい練習の内容です。

3) 腕―いろいろな表し方
- 本書では、腕を、腕全体として表したり、手首までと表したりしています。後者では、"腕と手"と書いてあります。また、手首までを肩肘として"肩肘と手"と書いてあるところもあります。腕の各部分を表す難しい用語がありますが、文章を読んでいただければわかると思いましたので、このようにさせていただきました。

4. その他
- ⇨●ページ；必要のある時や、関心や興味があると思った時にみてください。
- Q&A；練習していて、疑問がでてきた時に、読んでください。よく質問されることにお答えしています。

第1部
基礎編

第1章 手のリハビリのための基礎知識

第2章 リハビリ(練習)の前に知っておきたいこと

第3章 手のリハビリの組み立て方

- 練習するのに、基本的に知っておかなければならないことが、まとめて書いてあります。
- 障碍の特徴や、個人の状態に合わせた練習方法、練習計画をつくる時の留意点などが書いてあります。
- **必ず**、注意して読んで、頭の片隅に置いて練習します。

第1章 手のリハビリのための基礎知識

　リハビリ（練習）を進めていく時に、知っておいていただかなければならない、必要で、欠かせない事柄のみをあげました。
　各項目は、練習する時に最低限必要な知識の範囲で説明してあります。
　また、本書は、手と腕の練習についての本ですので、本文の**説明の多くは、手と腕について書いてあります。**
　なお、脳卒中とはどのような病気なのか、分類や、症状、検査、治療法、後遺症などについては、書かれている本がたくさん出版されています。それらをご覧ください。

1 主に手足に起こる運動麻痺

（1）運動麻痺の現れ方

　脳の中の運動に関わっている大切な部分が損傷された時に運動麻痺が起こります。
　運動麻痺は、脳の損傷された部分と反対側に現れます。
　右脳の損傷であれば、左腕、左脚に、左脳の損傷であれば、右腕、右脚に、麻痺が現れます。
　運動麻痺の現れ方の重い軽い（**障碍の程度**）は、脳の運動に関わっている部分のどこが傷ついたかや、傷の大きさなどによって違っています。
　手と腕の運動麻痺の現れ方を、重い方から軽い方へと表に示しました。脳卒中になった人の手と腕は、一般的には、この表のどこかにあてはまります。なお、特別に手の方が腕より麻痺が軽い状態の人や、その反対の人もいますが、一般的には、

手と腕の運動麻痺の現れ方；麻痺の重い方から軽い方へ	
1. 動かせない	力が入らず、動かせません。
2. 少し動く	指と腕を少し曲げられます。
3. 思ったとおり動かせない	肩、肘、指を別々に動かすのが難しいです。 肩を動かそうとすると一緒に肘や指が動いてしまいます。 肘や指を曲げられますが、伸ばせません。 力を抜くのが難しいです。
4. 少しだけ思ったとおり動かせる	腕は、前に挙がりやすくなってきて、肩と肘などを自分で思ったとおり別々に動かせるようになってきます。 それでも、少し強く力を入れると、一緒に動いてしまいます。 指を少し伸ばせます。特に、親指を外へ伸ばしやすくなってきます。
5. かなり思いどおり動く	前や横に腕が挙がります。肩と肘などが一緒に動いてしまうのは、少なくなってきます。 指を伸ばしやすくなります。 軽く、それほど大きなものでなければ持てます。 疲れやすいので、長い時間は使えません。
6. ほぼ発症前と同じに動く	少しぎこちないけれど、たいていのことはできます。 少し力が弱いけれど、普通の早さで使えます。

この表のようになります。
　また、運動麻痺の現れ方の特徴は、表を見ていくとわかるように、腕の各部分、肩、肘、手首、指が曲がってきて、伸ばす筋肉に力が入りにくくなるため、伸ばしにくくなることです。

(2) 運動麻痺の程度を確認する方法；「機能ステップの確認」

　本書では、運動麻痺の現れ方を、**機能ステップ**という方法（⇨15ページ）を使って確かめます。この機能ステップも**手と腕の運動麻痺の現れ方**の表と同じく6段階です。表の内容を、より詳しくして、肩肘（かたひじ）と手に分けて確かめるようにしています。
　なお、この方法は、専門家の間でよく知られている「ブルンストローム・ステージ」（⇨148ページ）と呼ばれている方法をもとに、使いやすいようにしたものです。

❷ 運動麻痺の改善のし方

　脳卒中の運動麻痺の改善のし方には、ほぼ決まった順序があります。既に1-（1）で"運動麻痺の現れ方"を重い方から軽い方へと示しましたが、改善していく時も同じように、重い方から軽い方へと、1から6の順序で、改善していきます。
　そして、どの程度まで改善していくかや、どのくらい早く改善していくかは、障碍の程度と同じように、脳の運動に関わっている部分のどこが傷ついたかや、傷の大きさなどによって違ってきます。脳の傷ついた部分が、運動のために大切な部分でなければ、改善しやすいです。また、傷が小さくても、改善しやすいです。

❸ 運動麻痺によって起こる主な症状

(1) 腕や脚の各部分が一緒に動く（共同運動）

　腕や手が、思ったとおりに動かせず、一緒に動いてしまう症状（状態）を**共同運動**といいます。
　腕や手を動かそうとした時に、共同運動が起こると、腕や手は、決まった動かし方になってしまいます。例えば、肘を曲げようとすると肩が挙がってしまう、肘を伸ばそうとすると腕が内側に回ってしまうなどです。
　このような動きになるのは、決まって、腕や手を**曲げる**"ある筋肉とある筋肉"が一緒に、あるいは、腕や手を**伸ばす**"ある筋肉とある筋肉"が一緒に働いてしまうからです。
　前ページの「手と腕の運動麻痺の現れ方」の表の"3"の状態です。
　練習の時には、この共同運動の動きにならないように練習していきます。理由は、一度、この動かし方を脳が覚えてしまうと、そこから抜け出すのが難しくなるからです（3章-1-（2）⇨13ページ）。
　生活の中では、早く動かそうとしたり、力を入れ過ぎたり、動かしていて疲れたり、無理に動かそうとすると出やすくなります。注意が必要です。
　なお、これらの状態が、練習や生活の中で現れてくる時にどのように対処したらよいかは、次項の筋肉の緊張が強くなる（痙縮：けいしゅく）とあわせて、"**疲れのサイン**"として説明しています（⇨24ページ）。

(2) 筋肉の緊張が強くなる（痙縮(けいしゅく)）

　筋肉は、いつもある程度の緊張を保っていますが、運動麻痺により、その緊張が自分の意思に関係なく、強くなってしまう症状を**痙縮**といいます。

　筋肉が硬くなり、こわばったり、つっぱったりして、手足が伸ばしにくくなったり、曲がりにくくなったりします。

　脳卒中の発症後には、多くの人は筋肉の緊張が強くなります。そして、麻痺が改善しても、ほとんどの人は程度の違いがありますが、この状態は残ります。

　前の項目と同じように、生活の中では、早く動かそうとしたり、力を入れ過ぎたり、動かしていて疲れたり、無理に動かそうとすると強くなります。注意が必要です。

　なお、これらの状態が、練習や生活の中で現れてくる時にどのように対処したらよいかは、前の項目の共同運動とあわせて、**"疲れのサイン"**として説明しています（⇨ 24 ページ）。

(3) 肩の痛みが出やすい

　痛みが出やすいところが肩です。

　腕は、肩甲骨（貝殻骨、背中の上部の左右にある一対の骨。図　⇨ 7 ページ）に筋肉でつながっています。脳卒中になって、筋肉が麻痺して、筋肉の力（筋力）が弱くなると、腕の重みを支えていられなくなります。そのために肩に痛みが出ることがあります。

　痛みを出さないためには、肩の筋力が弱くなっている人（多くは肩肘の機能ステップ 3 以下の人　⇨ 15 ページ）は、できるだけ腕の重みを支えるようにします。生活の中では、テーブルに肘が浮かないようにのせておく、三角巾やアームスリング（肩から手を吊っておくもの）を使う、などの方法で腕の重みを支えます。

　また、筋肉が麻痺して、筋力が弱くなっているので、練習し過ぎたり、生活の中で使い過ぎれば痛みが出てきます。注意が必要です。

　この他の理由でも、肩に痛みが起こります。

　痛みがある時は、練習を中断し、必ず医師に相談しましょう。練習してよいかは、医師の指示に従います。

(4) 姿勢が歪みやすい

　筋肉が麻痺した結果、麻痺のある側の筋肉の力（筋力）が弱くなり、身体の左右の筋力に差がでてきます。

　そのため、麻痺して筋力が弱くなったのを補おうとして、姿勢が歪みます。そして、時間が経つと、この姿勢の歪みは元に戻りにくくなります。

　このようになることを防ぐためには、練習がとても大切になります。それも**練習を継続していく**ことが、大変重要です。

4 運動麻痺と一緒に起こる主な症状

(1) 感覚障碍
　　（触覚・温覚・冷覚・痛覚・動いている感覚などに起こる障碍）

　ものに触ったのを感じる（触覚）、温かさを感じる（温覚）、冷たさを感じる（冷覚）、痛さを感じる（痛覚）ことを皮膚感覚といいます。

　手足が動いているのを感じる（運動覚）、手足がどこにあるかを感じる（位置覚）などを深部感覚といいます。

　これらの感覚が、脳の損傷などにより障碍されることを感覚障碍といいます。

　運動麻痺のある手足に起きることがあります。

　障碍の程度は、ごく軽度（軽い状態）から、中等度、重度（ほとんど感じがなくなる状態）までに分けられます。

　感覚障碍があると、ものをつかんでいる感じがなかったり、自分の手がどこにあるのかわからなくなったりします。このために、練習を進めていくのが難しくなり、改善が遅れることがあります。

　後で説明しますが、目で見て確認しながら、手の感覚障碍を、"見ることで補って使う"のが大切になります（⇨111ページ）。

(2) 高次脳機能障碍
　　（言語・思考・行為・記憶・学習など脳の高次な機能に起こる障碍）

　脳が損傷されたために、言語・思考・行為・記憶・学習などに障碍が起きた状態を高次脳機能障碍といいます。

　障碍の症状はいろいろありますが、高次脳機能障碍によって、話す、聞く、文字を読むなどが難しくなったり、動作が上手にできなくなったり、練習の内容がなかなか覚えられなかったりします。このために、練習を進めていくのが難しくなり、改善が遅れることがあります。

第2章 リハビリ（練習）の前に知っておきたいこと

1 手が動く仕組み

(1) 腕と肩甲骨が一緒に動く仕組み

　腕を挙げていく時には、腕が上へと挙がっていくと、肩甲骨（貝殻骨、背中の上部の左右にある一対の骨）も外側に回転して、一緒に動いていきます。

　なお、この仕組みは、肘や手首の動きには影響しませんので、肘や手首はこの動きに関わりなく動きます。

　発症後は、肩甲骨の動きが少なくなっていることがありますので、腕の動きだけに目をとめるのではなく、肩甲骨もキチンと動いているかにも気をつける必要があります。

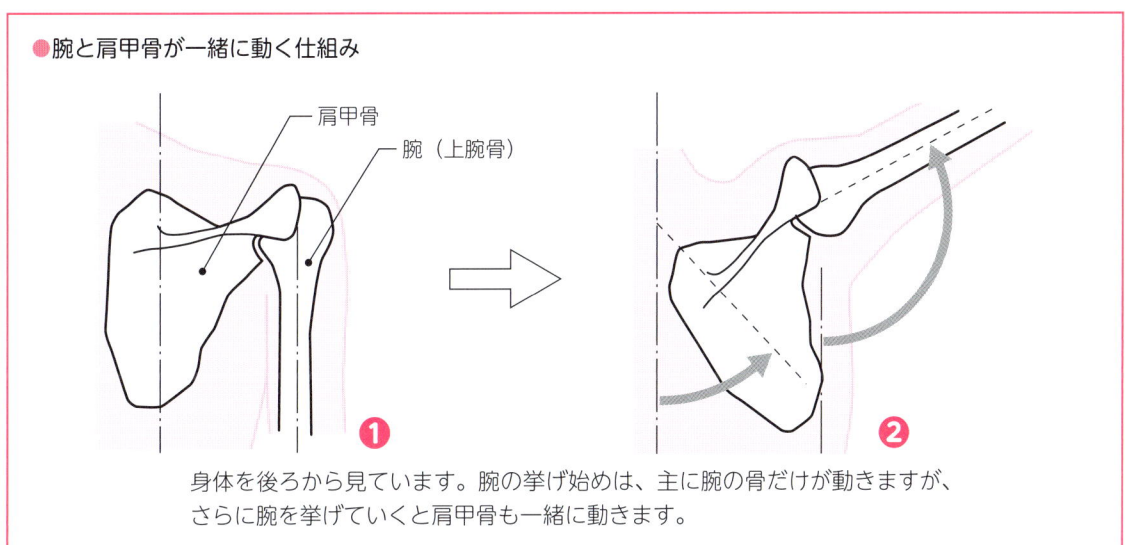

●腕と肩甲骨が一緒に動く仕組み
　　肩甲骨
　　腕（上腕骨）

❶　❷

身体を後ろから見ています。腕の挙げ始めは、主に腕の骨だけが動きますが、さらに腕を挙げていくと肩甲骨も一緒に動きます。

(2) ものを握るのに大切な手の仕組み

① 握るのに大切な手のアーチ

　手の形は、ものを握ったり、つまんだりしやすいように、ボールを握っているような丸みがあります。この丸みは、骨、筋肉などによって図のような3本のアーチ

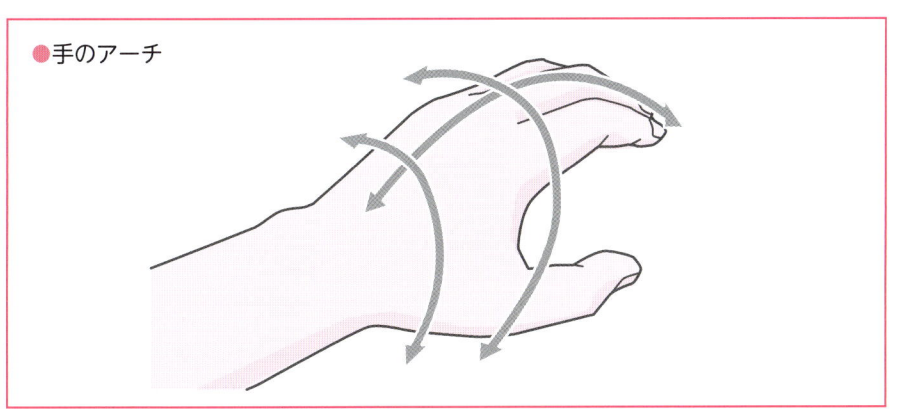

●手のアーチ

（弧）で形づくられています。

病気などによって手が上手に使えなくなる（障碍される）と、手が平らになり、アーチをつくりにくくなります。そのため、うまくものを握ったり、つまんだりできなくなります。できるだけこれらのアーチを保つようにして練習をします。

② 手が使いやすい、手首を挙げた（背屈）状態

手を上手に使うためには、手首を20〜30度手の甲の方に挙げた（**背屈**）状態で使います。図のように、背屈している時に手は最も使いやすいのです。

手のアーチを保ちながら、いろいろなものをつまんだり、握ったりしやすいからです。

したがって、練習では、**手首を背屈した状態で、指を伸ばしたり、曲げたりして、使えるように練習します。**

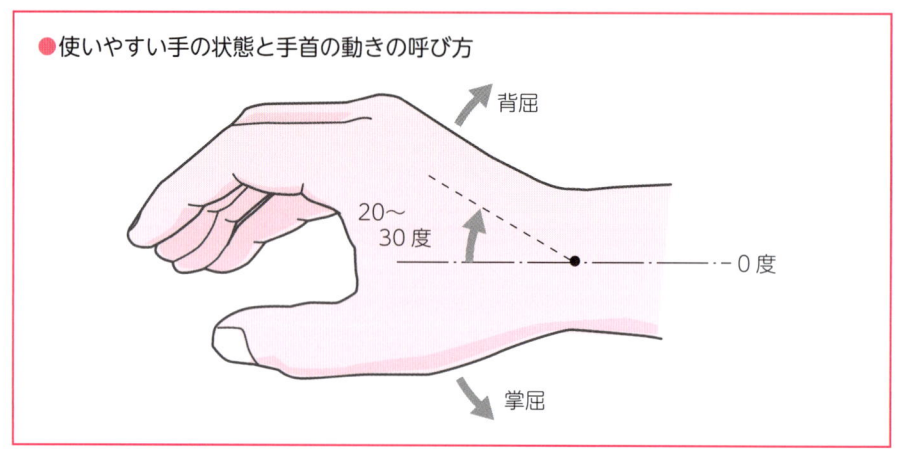

●使いやすい手の状態と手首の動きの呼び方

2 麻痺のある手が使えるようになるには

麻痺のある手が使えるようになるには、どのようなことが手を使うには大切かを知って、練習していきます。

そして、"**動かせるようになったら**"（肩肘と、手の機能ステップが4（⇨15ページ）**以上になったら**）、少しずつ使っていきましょう。

なお、動かせるようになった時の使い方は、この後で詳しく説明しますが（⇨113ページ）、**無理をして使うのではありません。**

また、手が硬くなり、開けなくなったり、肩が挙がってきたり、姿勢が崩れたりと、改善してきた腕の状態が元に戻ってしまう使い方はしません。

特に、痛みが出たり、ケガをするような使い方をしないように注意して、使いましょう。

(1) 手が届いて使えるように、手だけではなく、肩や肘、手首が十分に動くことが大切

手は、使いたいものに、つまり届かせたい位置に届かなければ上手に使えません。

手は、腕の末端にあります。それで、手がよく動いても、その上の部分（肩や肘、手首）が十分に動かないと、使いたいものに手を届かせようとしても届きにくいのです。

無理に届かせようとすると、肩が挙がってきたり、身体が傾くなど姿勢が崩れたりします。また、手に余分な力が入って、手が使いにくくなります。

手の機能ステップと肩肘の機能ステップが同じ段階になるように練習していきま

す（⇨13ページ）。

(2) 腕は伸ばすようにして使うことが大切

　脳卒中による運動麻痺の特徴として、腕の各部分、肩、肘、手首、指が曲がってきて、腕を伸ばす筋肉に力が入りにくくなるので、伸ばすのが大変になります。

　そのため、つい曲げた状態で使ってしまいがちです。しかし、こうすると腕を伸ばす筋肉は、ますます弱くなって、曲げる筋肉が強くなっていきます。

　手を使う時には、できるだけ腕を身体の中心から外側へと伸ばして使うようにします。ずっと曲げた状態で使うのは、避けましょう（8章−2−(3)　⇨115ページ）。

　また、力を入れて使うと、腕の各部分が曲がってきて、伸ばしにくくなったり、硬くなったりします。

　腕が伸ばしにくくなったり、硬くなったりしたら、身体を柔軟にする練習（6章 ⇨97ページ）をして、腕の硬さをとるのを忘れないようにしましょう。

(3) 手は手首を挙げて、開くようにして使うのが大切

　手は、手首を挙げて（**背屈**）"開かないと、ものを持てるようにならない"、とまず考えましょう。

　ものを持ちたいと思うと、つい"握る"と考えてしまいます。しかし、手を握ったままでは、ものを持てません。手を開いてから、握って、ものを持つのです。そして、この時、手首は挙がっていることが大切です（前述　1−(2)−②）。

　この病気では、手首を挙げた状態で手を開く、つまり指を伸ばすのが、とても難しいのです（Q&A 5「手は開かないと使えません、と言っていますが」　⇨137ページ）。

手首を挙げて、手を開くようにして使うようにしましょう。

(4) 手を使う時には姿勢が大切：手は身体の末端（最終の位置）にあるので、その基の部分の動きが大切

　手を上手に使うには、ものの置かれているところや、手で何かをしようとするところまで、**手が届かなければ**なりません。

　そのためには、基になっている身体の各部分、つまり腕、上体（胴体）、上体の上にのっている首、頭、上体を支えている脚が、しっかりと支えて、**良い姿勢の中で手を使うこと**が大切です。

　たとえば、背中を丸く曲げた猫背の姿勢では、腕を挙げにくく、手を高いところに持っていくのが難しいです。肩甲骨（⇨7ページ）の動きが制限されるからです。

　さらに、手の動きに合わせて、身体の各部分が、**一緒に、正確に動いて、手の動きを助ける**ようにして、手を使うことが大切です。

　これから説明する練習の中では、姿勢を大切にしながら、練習するようにしています。

手を使う時には、上体や脚などを含めた、身体全体の姿勢に注意しましょう。

(5) 手の状態に合わせて無理せずに使うことが大切：使うことによって脳が活性化

　手は大きなものから、大変小さくて細かなものまで持つような複雑な使い方や、ものを押さえたり、提げたりと簡単な使い方もできます。

　このようにいろいろに使える手なので、手の状態に合わせて**無理せず、手が動く仕組み**（⇨7ページ）を思い出しながら、上手に使っていくことが大切です。

　また、麻痺のある手は、手の上手な使い方を脳が忘れてしまっているので、手の使い方を**脳に覚えてもらう**ことが大切です。

　大脳皮質の中で、手の運動や感覚に関わる領域は広い部分を占めています。**手を使うことによって、脳が活性化します。**

(6) 無理せずに筋肉と関節を動かすことが大切

　手を使うには、筋肉に力があって、関節が柔らかく動くことが必要です。そのためには、できるだけ動かすことが大切です。

　練習によって動かせるようになったら、その動きを生活の中で生かして、無理をしないで使っていくのが大切です。

　また、使うことによって、筋力（筋肉の力）や、関節の柔らかさと動きを保ち、良くしていけます。

(7) 手は動かせるようになったら、生活の中で意識的・積極的に使うことが大切

　手は、障碍された側を使わなくても、生活の中で必要なことはほとんどできてしまいます。

　練習だけをしていれば十分と考えずに、動かせるようになったら、**生活の中で意識的・積極的に使っていきましょう。**

　使う時間を増やして、手への意識・注意をはらうことが、麻痺のある手が使えるようになるために大切です。

手が動かせるようになったら、意識的・積極的に使いましょう。
あなたの手は、あなたの身体の一部です。
使うことによって脳が活性化します。

> **❓ 手は生活の中で使わないと、良くならないの？**
>
> 　練習だけで、手の動きを良くしたいと思っているかもしれません。
> 　ただ、練習だけですと、使う時間が少ないので、腕の動きの改善は、使った場合に比べ、ゆるやかになります。
> 　楽しみながら練習すれば、身体を動かせて、**体調を良くできます。練習を続けていきましょう。**

(8) できるだけ避けたい手の使い方

　手の平を下に向けて、手の力を抜くと、手首が下がり、指が自然に伸びます。指に力を入れずに、手首を挙げれば、指が自然に曲がります。このメカニズム（仕組

み）を利用した手の使い方は、手が障碍された時によく使われますが、**避けましょう。**

このような使い方をしていると、指を曲げる筋肉がだんだん短くなり、手首を挙げた（背屈）状態で、指を伸ばすのが難しくなります。そのために、このような使い方をしないようにします。

また、筋肉が短くならないまでも、いったん手首を下げて（掌屈）握ることを脳が覚えてしまうと、手首を挙げた状態で、ものを握ったり、つまむのが難しくなります。このような使い方をしないようにします。

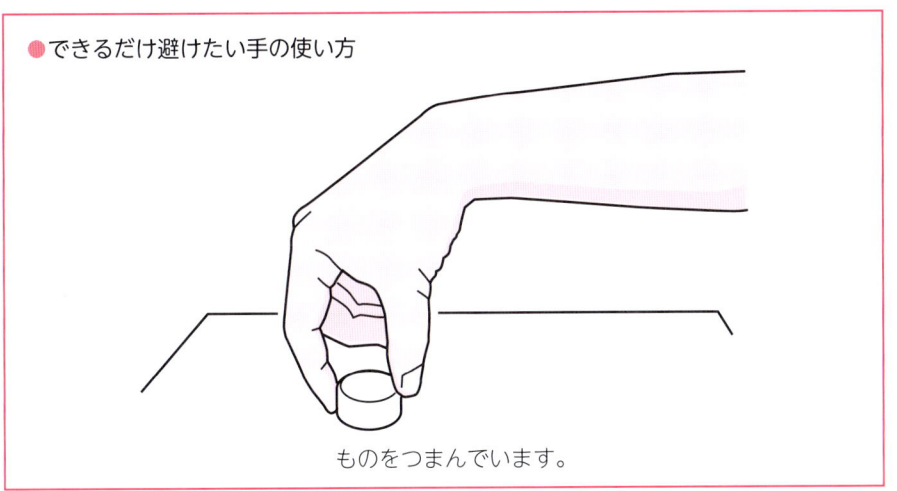

●できるだけ避けたい手の使い方

ものをつまんでいます。

❸ 練習の際に気をつけたい疾患

練習（運動）をすると、当然のことながら、身体に負担がかかります。特に、練習が進んでいくと負担は大きくなります。

ほとんどの練習は、座って行うのでそれほど身体に負担にはならないだろう、と考えるかもしれませんが、そうではありません。

いろいろな合併症（疾患・病気）のある人は、一般的に、医師から身体を多く使う運動などについて、注意を受けているはずです。

しかし、念のために要点を書きました。疑問な点は、練習を始める前や、次の段階に進む前に、忘れずに**医師に相談**しましょう。

（1）心疾患

腕を高く挙げると、心臓にかかる負担が大きくなります。そのために血圧が上昇しやすいのです。

運動麻痺の状態が改善してくると腕を高く挙げる練習が加わります。

どの程度まで練習をしてよいか、腕を挙げられる高さや、目安になる血圧の値や脈拍数などを**医師に相談**して、測定しながら練習するなど、十分に注意して練習します。

（2）高血圧症

身体を動かすと、血圧が上がります。練習を始めてもよい血圧の値や、練習開始後どの範囲まで上昇したら中止しなければならないかを、**医師に相談**して、測定し

ながら練習するなど、十分に注意して練習します。

（3）糖尿病

　病気の状態や飲んでいる薬などによっては、練習をしてよいか、どの程度まで練習してよいか、お一人おひとり違っています。
　どのように練習したらよいかを**医師に相談**して、十分に知ってから練習します。

（4）頸椎症

　病気の状態によっては、首をある範囲以上に曲げたり、伸ばしたりするのを避けるようにと言われています。どの程度曲げたり、伸ばしたりしてよいかを**医師に相談**して、十分に知ってから練習をします。

（5）腰痛

　練習では背中（背すじ）を伸ばして練習するようにしていますので、腰への負担はそれほど大きくはないと考えられます。
　しかし、遠くへ手を伸ばそうとして、身体を傾けていくなどすると、腰への負担が大きくなるかもしれません。
　身体を傾け過ぎないようにするなどの注意をします。

❹ 障碍の程度・発症からの期間・運動麻痺の改善の程度

　障碍の程度や発症からの期間の長さなどによって、リハビリ（練習）で運動麻痺が改善していく経過や程度は、お一人おひとり違っています。また、痛みの起こしやすさなども違っています。
　一般的には、発症から3か月以内が、よく改善する期間と言われています。しかし、ちょっと無理をすると、痛みを起こしやすい期間でもあります。焦らずに、練習の内容（強さ）をあまり変えずに、丁寧に練習していきます。
　それ以後は、改善の程度が少しずつゆるやかになっていきます。痛みの起こしやすさも少しずつ少なくなっていきます。
　発症してから何もしないでいた期間が長いほど、練習の効果が出るには、数か月かかる場合があります。
　なお、練習をしていく中で、腕の練習によって、脚も影響を受けているのではないかと、思われることがあります。しかし、横道にそれてしまいますので、関心のある人はQ&Aをご覧ください（Q&A 9「練習をしていく中で腕の状態と脚の状態は、互いに影響がありますか」 ⇨138ページ）。
　お一人おひとりの持っている麻痺の重さなどの様々な条件によりますが、ある日、アレッと、前日までできなかったことが、できるようになっているのに気づくことがあります。"**継続は力なり**"です。根気よく、続けて練習しましょう。
　また、毎日身体を動かして、体調を良い状態に保っているのは、自分の"**健康を守る**"ためにも大切です。練習を継続していきましょう。

第3章 手のリハビリの組み立て方

1 練習を組み立てる三大要素

練習方法の最も大切で、基本的な考え方です。
忘れないで、繰り返し思い出して、練習をしていきます。

(1) 肩肘と手の機能ステップが同じ段階になるようにすること

　肩肘、手の機能ステップが同じ段階（改善が同じ状態）ならば、肩肘と手に無理がかからないで、練習を進められるからです。

　また、生活の中で手を使う時に、肩肘、手のどちらかの機能ステップが良いと、他のもう一方への負担が大きくなって、使っているうちに、だんだんと使いにくくなっていくからです。

　例えば、手がよく動いても、その上の部分（手首や肘、肩）が十分に動かないと、使いたいものに、つまり手を届かせたい位置に届きにくく、無理に使おうとすると肩や肘に負担がかかり、手を上手に使えません。反対に、手首や肘、肩がよく動いても、手が十分に使えないと、ものを上手く扱えません（2章－2－(1)　⇨8ページ）。

(2) 発症前（普通）の運動へと近づけ、戻すこと

　手が使えないと、どんな方法でも、ものをつかめたり、使えればよいと考えがちです。

　しかし、**できるだけ避けたい手の使い方**（⇨10ページ）のところで説明したように、発症前（普通）の使い方とは違った方法で使っていると、だんだん**動きにくく**なったり、**間違った使い方を覚え**てしまいます。

　できるだけ普通の使い方へと近づけ、戻していくように練習していきます。

　練習中や、改善の経過の中で見られる**共同運動**（⇨3ページ）は、普通の使い方ではなく、改善の妨げになります。一度、共同運動での使い方を覚えてしまうと、普通の運動に戻すのが難しくなります。注意が必要です。

　そのため練習の中では、**機能ステップ3を飛び越して**、腕が改善していくように練習を進めていきます。

(3) 手を身体の中心から外側へと伸ばすこと

　この病気では、肘や指を曲げることはできても、身体の中心から外側に伸ばすのが難しくなっています。手を動かそうとするとすぐに、手は内側へと曲がってしまいます。

　そのため、できるだけ身体の中心から外側へと伸ばす必要があります。練習の多くは、伸ばす練習をします。

　また、練習の時だけでなく、**手を使った後では、必ず腕と手を伸ばして**、強くなった曲げる筋肉の緊張をとるようにすることが大切です。

13

❷ 障碍の程度を確認

　実際に練習を始めるには、自分の状態を知って、その状態に合わせて、練習の計画をつくります（⇨60ページ）。

　障碍の程度を確認する時は、できれば**家族などと一緒に**、話し合ったり、動作を見てもらって、記入します。自分の状態がよくわかるとともに、**記入する内容が確実になり、正しく練習ができます。**

　表1、2は、**1か月ごとに、確かめて、**記入します。

　この記入した内容で、練習をどのように進めていくかを決めます。

(1) 運動麻痺の現れ方の確認（「表1　肩肘と手の機能ステップの確認」）

　運動麻痺の現れ方を、「**表1　肩肘と手の機能ステップの確認**」に、「**記入する時の留意点**」を見ながら、現在の状態を確かめて記入します。

　痛みや、感覚障碍などが、どういう状態であるかによっても、練習の進め方は変わってきますが、基本的には、この確認した結果、つまり機能ステップがいくつかをみながら練習します。

(2) 身体状態の確認（「表2　身体状態のチェックリスト」）

　身体状態を、「**表2　身体状態のチェックリスト**」に、「**記入する時の留意点**」を見ながら、表1で確認した結果を参考にして、現在の状態を確かめて記入します。

　この表を見ることで、麻痺のある腕の状態ばかりでなく、自分の身体の状態を全体的に知ることができます。

> ❗ 〈参考〉もっと自分の状態を知るために
>
> 　練習するには、自分の身体の状態をもっと詳しく知っているとよいです。
> 　巻末に、表3、4の、2つの表を載せてあります。開始時の状態がわかる「**表3　自分の健康状態**」（⇨149ページ）、肩と肘の関節の動きが狭められていないか（制限がないか）を簡単に確かめる「**表4　関節の動きを確かめる（腕を動かす）**」（⇨150ページ）です。
> 　ぜひ、使われることを勧めます。

表1 肩肘と手の機能ステップの確認

※次ページの記入する時の留意点を見ながら記入します。
※できたところに○をつけていきます。機能ステップの数字をみて、**1番大きい数**が自分の機能ステップになります。

部位	機能ステップ	運動・動作		記入日					
肩肘（かたひじ）	1	自分の意思では動かせない。							
	2	自分の意思でわずかに動かせるが、思ったとおり動かせない。							
	3	腕を動かせるが、思ったとおり動かせない。							
	4	肘を十分に伸ばして（**①）	腕を前方、水平位まで持っていける。（**②）						
	5 (a)		腕を前方、頭上まで持っていける。（**②）						
	5 (b)		腕を横、水平位まで持っていける。（**③）						
	6	ぎこちないが健側（麻痺のない側）とほぼ同じぐらいに肩と肘を動かせる。							
手	1	自分の意思では動かせない。							
	2	指を少し曲げられる。							
	3	全ての指を同時に曲げられるが、指を伸ばせない。							
	4	手首を20度以上背屈し、親指を動かして、2～3cmのものをつまんで、離せる。（**④）							
	5	手首を20度以上背屈し、5～6cmのものをつまみ・握って、離せる。（**④）							
	6	ぎこちないが健側とほぼ同じぐらいに手を動かせる。							
記入者：本人、本人以外（具体的に記入する）									

*：**肩肘の機能ステップ5（a）と5（b）はどちらかができれば、機能ステップ5はできるとします。**

：記入する時の留意点**（詳細は ⇨ 16ページ）。
　①肘を、曲げないようにして行います。
　②腕を、左右にずれないで、まっすぐに前に上げていきます。
　　※3分の2の範囲を挙げられれば、○にします。
　③腕を、前後にずれないで、まっすぐに横に上げていきます。
　　※3分の2の範囲を挙げられれば、○にします。
　④手の機能ステップ4、5では、手首を20度以上背屈した状態のままで、つまみ・離しをします。

第3章 ● 手のリハビリの組み立て方

表1　肩肘と手の機能ステップ：記入する時の留意点

❶肩肘の機能ステップ3は、思ったとおり動かせても次の機能ステップ4の運動ができなければ、機能ステップ3とします。

❷肩肘の機能ステップ4、5では、肘を曲げないようにして行います。

❸肩肘の機能ステップ4、5(a)の前方とは、左右にずれないで、まっすぐに前に挙げていきます。

❹肩肘の機能ステップ5(b)の横、水平位とは、前後にずれないで、まっすぐに横に挙げていきます。

❺手の機能ステップ4、5では、**手首を20度以上背屈した状態のまま**で、つまみ・握りをします。

　手首を背屈した状態で、つまみ・握りができなければ、この項目はできないとします。

※手首の動きについては、ブルンストローム・ステージにはありませんが、練習は手首を背屈して行いますので、このようにしてあります。

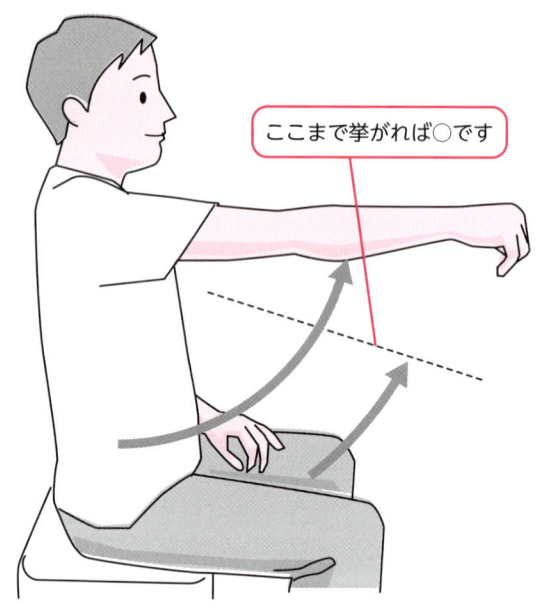

腕を前方水平位まで挙げる（**肩肘の機能ステップ4**）。

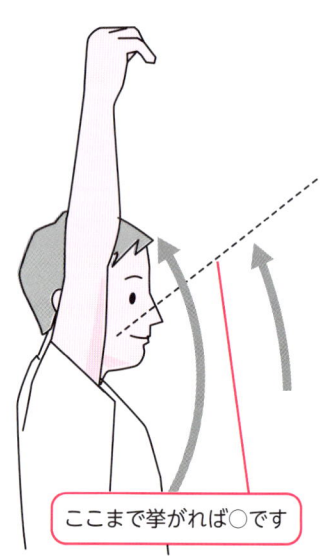

腕を前方、頭上まで持っていく（**肩肘の機能ステップ5(a)**）。座位にて。

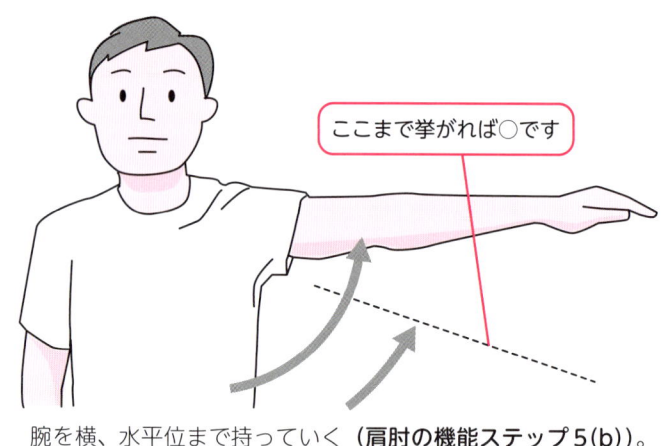

腕を横、水平位まで持っていく（**肩肘の機能ステップ5(b)**）。座位にて。

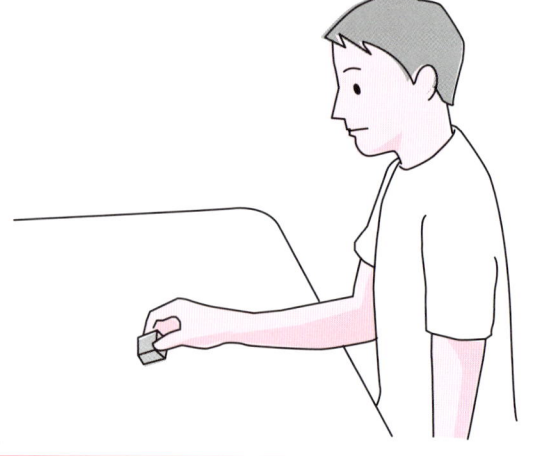

手首を20度以上背屈した状態のまま、つまみ・握りをする（**手の機能ステップ4、5**）。座位にて。

表2 身体状態のチェックリスト

※次ページの記入する時の留意点を見ながら、記入します。

名前	(生年月日：大正・昭和・平成　　年　　月　　日　　歳)（男・女） (発症年月日：昭和・平成　　年　　月　　日)							
記入日									
記入者：本人、本人以外（具体的に記入する）									
①座位を保つ：背もたれ無しで**5分間**座っていられますか	はい								
	いいえ								
②肩肘（かたひじ）の機能ステップ	1								
	2								
	3								
	4								
	5								
	6								
③手の機能ステップ	1								
	2								
	3								
	4								
	5								
	6								
④腕を前方、水平位まで持っていける肩の関節の柔らかさは、ありますか	はい								
	いいえ								
⑤手の平を下に向けて、手首を20度以上背屈していられますか	はい								
	いいえ								
⑥手の感覚障碍	無し							
	有り	軽度						
		中度						
		重度						
⑦発症からの期間（月数）									

第3章　●手のリハビリの組み立て方

表2　身体状態のチェックリスト：記入する時の留意点

＊❷〜❻の項目は、麻痺側の腕についての質問です。
＊記入方法は、❼を除いて、該当する欄に、○をつけます。

❶座位を保つ；背もたれ無しで5分間座っていられますか
　背もたれの無い椅子、あるいは、背もたれのある椅子に座って、背もたれから背中を離して、**5分間**倒れてしまうことなく座っていられれば、"はい"とします。

❷肩肘の機能ステップ：表1の結果を、記入します。

❸手の機能ステップ：表1の結果を、記入します。

❹腕を前方、水平位まで挙げられますか
　肩関節の柔軟性をみます。
　腕をまっすぐ前方、水平位まで挙げられるかをみます。
　健側（麻痺のない側）の手で助けて、挙げても構いません。

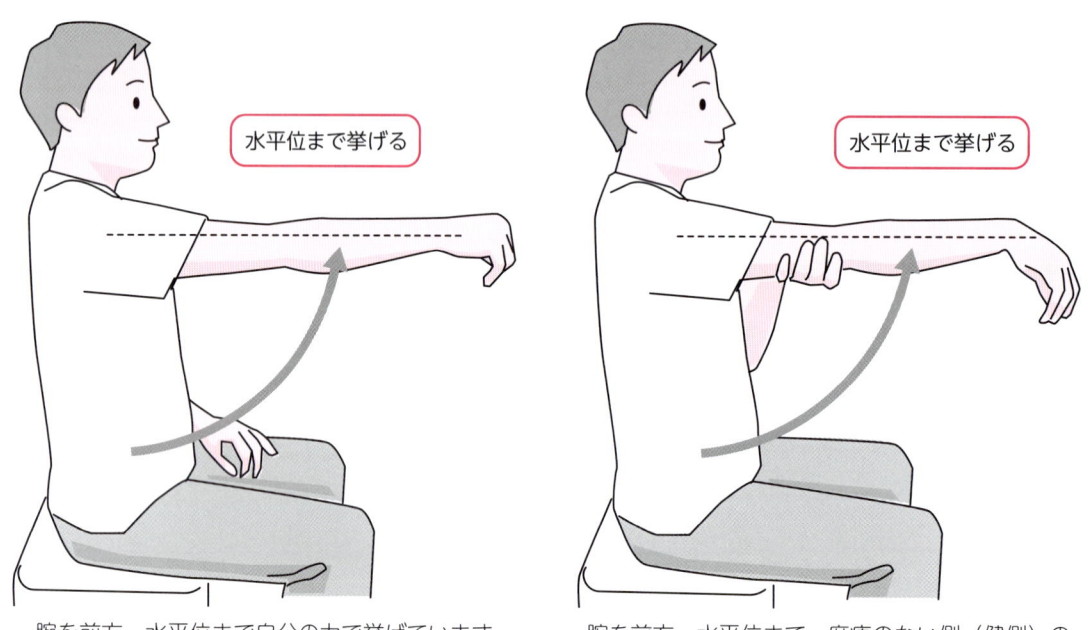

腕を前方、水平位まで自分の力で挙げています（❹）。　　腕を前方、水平位まで、麻痺のない側（健側）の手で助けて挙げています（❹）。

❺手の平を下に向けて、手首を20度以上背屈していられますか
　自力（麻痺側の腕の力）で、できるかをみます。
　手の平を下に向けて、**指を軽く曲げた状態**で、手首を20度以上、挙げられるかをみます。
　手の平を下に向けて、手首を挙げられても、親指が人差し指より内側に入って、外側に出せないと"いいえ"になります。
　"いいえ"になると、つまみと握りの練習（⇨73ページ）はしません。

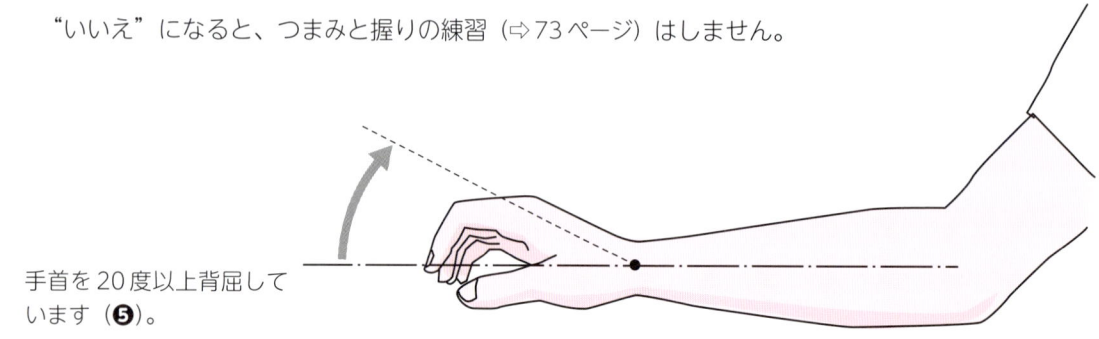

手首を20度以上背屈しています（❺）。

❻手の感覚障碍

感覚障碍についての説明は、5ページをご覧ください。

"有り"の場合の**軽度・中度・重度**は、自分で感じるとおり記入してください。

感覚障碍の有り、無しを調べる時の例を挙げます。

以下のa～fの事柄に、当てはまれば、感覚障碍は**無し**です。

一方、少しでも、おかしいと思えば、"**有り**"にします。

  a．熱い、冷たいを、健側（麻痺のない側）の手と同じように感じる。
  b．痛みを、健側の手と同じように感じる。
  c．横になった時などに、麻痺側の手を下敷きにしていることはない。
  d．目を閉じても、目を開いている時と同じように、もののつまみや握りができる（手の状態が良い人についてです）。
  e．手に持ったものを、いつのまにか落としてしまうことはない。
  f．いつのまにかケガをしていたことはない。
  g．いつのまにかアザができていたことはない。
  ※ fとgは、感覚障碍がなくても、年齢が高くなると起こりますので、傷やアザの大きさ・個数などで判断してください。

❼発症してからの期間（月数）

発症からの月数と日数を数えます。日数が15日以下であれば、月数だけを記入します。日数が16日以上の場合は、数えられた月数に、さらに1を加えた月数を記入します。

3 リハビリ（練習）で使ういろいろな方法

(1) 麻痺側の腕の練習

① 腕を伸ばすモビングの練習（具体的には ⇨ 26 ページ）

　手のリハビリ（練習）の中心になる練習です（Q&A 2「モビングの名前は」 ⇨ 136 ページ）。

　脳卒中による運動麻痺の特徴は、腕の各部分、肩、肘、手首、指が曲がって、伸ばす筋肉に力が入りにくくなるため、伸ばしにくくなることです。

　そのため、練習の基本は、腕全体を伸ばすリハビリ（練習）になります。この運動は、伸ばす筋肉を中心にして動かすことができるからです。

　モビングの練習によって、麻痺側（麻痺のある側）の肩、肘、手首、指を、"軽い"運動をして、少しずつ、段々と**伸ばせる**ようにしていきます。

② つまみと握りの練習（具体的には ⇨ 73 ページ）

　手が使えなくなったり、使いにくくなっているので、いろいろな**形・大きさ**のもの（物品）を、手の状態に合わせて選んで、つまんだり、握ったりして、手を使う感覚をとり戻しながら練習をします。

　また、手は、ものをつまんだり、握ったりして、"**届かせたいところ**"に届かなければなりません（2章−2−(1) ⇨ 8 ページ）。それでこの練習では、腕を伸ばして手を届かせて、届いたら、離す練習をします。

(2) 身体を柔軟にする練習

　練習の前の**準備運動**として、手や腕、上体を柔らかくするために行います。

　また、麻痺のある腕の**練習中**や、**生活の中で**、**手や腕が硬くなったり**、伸ばしにくくなったと感じた時にも行います。

① ストレッチ体操（具体的には ⇨ 97 ページ）

　縮まりやすい筋肉を伸ばしたり、硬くなりやすい関節を動かす練習をします。

② 腕と上体の関節を動かし、筋肉を伸ばす練習（具体的には ⇨ 102 ページ）

　両腕を一緒に動かして、硬くなりやすい関節を動かしながら、筋肉を伸ばす練習をします。

③ 両手のモビング（具体的には ⇨ 105 ページ）

　腕を伸ばすモビングを応用した練習です。

(3) 健側の腕を強くする練習 （具体的には ⇨ 107 ページ）

体力や時間に余裕のある人の練習です。

　健側の腕の筋肉の力（筋力）は、発症前に比べて弱くなっているので、腕の筋力を強くする練習をします。

　また、上体の筋力も弱くなっているので、あわせて、上体の筋力も強くするように練習します。

> **!　麻痺による上体や健側の腕に起こる変化**
> - 麻痺が強く、練習しないでいた期間が長かった人では、座っていても疲れやすく、円背（猫背）になるなど、姿勢が悪くなることがあります。
> - 片手しか使えない人では、生活の中のいろいろなことを頑張って片手で行うため、肩や手首などに痛みが出てくるなど、治療が必要になることがあります。
>   なお、麻痺側の手を十分に使えない人でも、首や健側に、同じようなことが起こりやすいので、注意しましょう。

（4）その他の練習

① **感覚障碍のある手の練習と生活の中での使い方**（具体的には　⇨111ページ）

　手は動くのに、ものをうまくつまんだり、握ったりできない**感覚障碍**（⇨5ページ）のある人の手の練習の方法です。

　また、感覚障碍のある手を、生活の中で使う時に、どのようなことに注意したらよいかを説明しています。

② **生活の中で麻痺側の手を使う練習**（具体的には　⇨113ページ）

　少しでも手の状態が改善して、動かせるようになったら、その状態での使い方を説明しています。

　手は無理せずに、生活の中で**意識的・積極的に使うことが大切です**（⇨10ページ）。

③ **手の使いやすさを高めるための練習**（具体的には　⇨117ページ）

　肩肘と手の機能ステップがともに6の人が、練習開始後4か月以上経って、手と腕の状態の改善が進んでから、より手の使いやすさを望む場合に行います。

　「5章　つまみと握りの練習」の追加の練習です。

4 練習の内容（強さ）を決める時、変更する時の留意点
—— 練習計画をつくるには

お一人おひとりの状態に合わせた実際の練習計画のつくり方は、この後のページで説明しますが（⇨60ページ）、その前に、どのようなことに注意しながら、自分の練習計画をつくったらよいかを説明します。

また、**練習計画を変更**しようと考えた時にも同じ注意が必要になります。

練習の内容（強さ）は、お一人おひとりのもっている条件や力などによって違ってきます。

練習の内容を、始めから強くして、頑張り過ぎると、**痛みが出てきたり**、**手が硬くなって開きにくく**なったりして、かえって腕の状態を低下させます。

以下に書かれていることは、**(1) が最も大切**です。その後は、大切なことから順に書いてあります。

(1) 練習しないでいた期間

どのくらい身体を動かさないでいたかは、とても大切です。動かさないでいると、どんどん筋力は落ちていくからです。

また、数週間動かさないでいただけでも、急に、たくさん動かすと腕や肩だけではなく、一緒に動かす身体、特に上体に痛みが出てきやすいからです。

痛みを出さないように、練習の強さを決めていきます。

(2) 年齢

若年であれば、多少無理をして、痛みが出ても、無くなるのにそれほど時間がかかりません。しかし、40歳以降は、治りにくい傾向があります。60歳以降では、なおさらです。痛みを出さないように慎重に練習の強さを決めていきます。

(3) 手や腕の痙縮（けいしゅく）の強さ（曲げ伸ばしにくさ）

腕や手を動かそうとすると、すぐに筋肉が硬くなって、曲げ伸ばししにくくなりやすい人は、そうならないように、慎重に練習の強さを決めていきます（痙縮 ⇨ 4ページ）。

(4) 発症前の筋力（力仕事をする職業であったか）

もともと力をたくさん使う仕事をしていた人は、筋力が強く、練習の強さを少し大きくしても大丈夫です。

しかし、このような人でも、発症から時間が経っていて**使わないでいた**ために、筋力が弱くなっていたり、高齢であったりすれば、練習の内容（強さ）を**大きくは変えられません。**

(5) その他

感覚障碍（⇨5ページ）、高次脳機能障碍（⇨5ページ）、肩の痛み、心疾患や高血圧症などの合併症があれば、練習の強さを増やすには、慎重さが必要です。

> **腕の状態がよくなるにつれて、どのように練習内容を変更していくか**
>
> 　練習を始めた時には、なかなかわかりにくいですが、1か月ほど経過すると、自分の腕の状態がわかってきます。
> 　練習開始時の練習の内容（強さ）は、前ページに書かれていることに十分に注意しながら、無理をせずに、**身体への負担が少ない練習計画をつくります。2か月目からの変更も、少なく**すると、痛みがでるなどの問題が起きにくくなるでしょう。
> 　3か月目からは、改善が良い人は、慎重にしながらも、練習の内容（強さ）を、少しずつ強くしていけるでしょう。
> 　自分の状態の変化がわかるように、**忘れずに記録を**つけていきましょう。

5 練習する時の留意点

（1）少しでもよくなるように練習するには

　練習中は、**どのように動かしているか、十分に意識（注意）をしながら、脳から手に命令がうまく伝わるようにして**、手や腕を動かしていくのが大切です。

　そのためには、繰り返しになりますが、次の3つのポイントを忘れずに、練習していきましょう。

　　a．ゆっくりと、あわてないで、焦らないで
　　b．良い姿勢をとって、無理をしないで、痛みを出さないように
　　c．手が使えるようになったら、意識して使う

　そして、これらを実行していくには、**練習したことの記録（練習記録）**をつけます（⇨152ページ）。

　そうすると毎日の変化を知ることができ、**現在の状態を、練習開始からの状態と比べられます。**

　必ず、**毎日**どのように練習したか（方法や回数、練習後の感想、やり過ぎて腕に少し筋肉痛が出たなど）を書きます。加えて、生活の中で手を使ったことも書きます。欄が足りなければ、裏にメモをしておきます。

　発症前の状態と比べるのではなく、練習によって、少しでも変化していくのがわかり、意欲がわいてきます。

（2）練習中、休みをとらなければいけない状態（"疲れのサイン"）とは

　発症の後は、疲れを感じにくくなっています（Q&A 6「疲れなど感じないのですが」⇨137ページ）。

　練習をしていて、実際は疲れているのに、そうとは気づかないまま練習を続けていくと、**改善せずに、かえって腕の動きを悪く**します。

　次のページのような状態のどれか1つ、あるいは、いくつかが出てきます。

> **疲れのサイン**
>
> a．手が硬くなって、開きにくくなる
> b．肘が伸びにくくなる
> c．腕が重く感じてくる
> d．肩が挙がってくる
> e．上体が左右に傾いてくる（健側に傾くことが多い）
>
> これらは、疲れてきている状態です。本書の中では、これらの状態を"**疲れのサイン**"と呼びます。

特に、**上体が大きく傾いたり、肩が挙がってきたら、**とても疲れてきています。練習が大変なのです。

練習中に、このように"疲れのサイン"が出たら、練習をいったん中止して、直ちに休憩を1分間とります。**身体を柔軟にする練習**（⇨97ページ）も行います。それでも、"**疲れのサイン**"**がなくならない時は、練習を中止**します（練習の進め方の約束⑤　⇨59ページ）。

なお、上にあげたa〜eの状態は、練習中だけでなく、生活の中でもみられます。十分に注意しましょう。そして、同じように対処します。

（3）練習の前には準備運動が大切

麻痺側の腕を動かす練習の準備運動として、**身体を柔軟にする練習**（⇨97ページ）を行います。

練習中に、少し練習がきつ過ぎて、腕や身体が硬くなったと感じた時にも行います。

なお、**身体を柔軟にする練習**は、生活の中で、腕や身体が硬くなったと感じた時にも行います。

第2部
実践編

第4章　腕を伸ばすモビングの練習
- 本書の中心になる練習です。
- この練習から始めます。
- 練習の進め方は、1か月ごとに変わります。
- 練習方法（やり方）は、練習する人の障碍の程度によって違います。

第5章　つまみと握りの練習
- 練習開始後、2か月目から始められます。
- 手の状態によっては、練習しない人もいます。

第6章　身体を柔軟にする練習
- 練習の前後や、練習の中で必要になったら、行います。
- 生活の中で、手を使って、硬くなった時にも行います。

第7章　健側の腕を強くする練習
- 体力や、時間に余裕がある人の練習です。
- 練習開始後、3か月目から始められます。

第8章　その他の練習
1. 感覚障碍のある手の練習と生活の中での使い方
   手の感覚は、とても敏感です。感覚は、目に見えないですが、大切です。どのように使ったら、安全に、上手に使えるか提案しています。
2. 生活の中で麻痺側の手を使う練習
   練習して、動くようになったら、無理をしないで使いましょう。
3. 手の使いやすさを高める練習
   使えるけれど、使い勝手が悪い人の練習方法です。

第9章　道具の作り方
- 練習が進んでから使う道具で、市販品にはないものを、作る方法を紹介しています。
- ほとんどは、市販のものを利用して、ご家族が簡単に作れる道具です。

第4章 腕を伸ばすモビングの練習

〈腕を前に伸ばします。肘も伸ばし、指も伸ばします〉

　モビングは、道具を使って机や板の上をこすって（滑らせて）、腕を伸ばしていく運動です（Q&A 2「モビングの名前は」⇒136ページ）。

　毎日のリハビリ（練習）で、**中心になる方法**です。**この練習から始めます**。

　練習に使える時間などの事情によっては、**モビングの練習だけでよいです**。

　なお、この章には、練習をするために基本的に大切なこと、例えば、**姿勢**や、**練習の進め方の約束**などが、書いてあります。

　他の練習を始める時も、**この4章に戻って、確認**をしてから、始めてください。

1 練習の目的

　脳卒中による運動麻痺の特徴は、腕の各部分、肩、肘、手首、指が曲がって、伸ばす筋肉に力が入りにくくなっているので、伸ばしにくくなることです。そのために、まず腕全体を伸ばす練習をします。

　この運動は、伸ばす筋肉を中心に動かすことができます。肩、肘、手首、指を、**"軽い"運動**によって、徐々に、段々と**伸ばせる**ようにしていきます。

　力をあまり必要としない軽い運動にしているのは、病気や、使わなかった期間があって、**筋肉が弱っているので壊さない**ようにする必要があるからです。また、肩や腕に**力を入れ過ぎると、力をつけたくない筋肉に力が入って**しまい、逆効果になるからです。

　運動は、"**軽く、ゆっくり、伸ばし、繰り返し動かし**"、麻痺のある筋肉に動かすことを覚えてもらいます。

　こうした練習のやり方によって、麻痺のある腕の回復の妨げになる**共同運動**（⇒3ページ）が出ないようにして練習できるのです。

2 用意するもの（道具や物品）

(1) 全ての人に必要なもの

　腕の状態によらず、最初に用意するものです。

① **椅子**（⇒31ページ、練習開始時の姿勢）
- 座面の硬さと傾き：座面が硬く、平らで傾きがないもの。
- 高さ：座って、足を膝より少し前に出して、足の裏がしっかり床に着く高さ。

② **机**（⇒31ページ、練習開始時の姿勢）
- 座って手を上に置いた時に、肘からこぶし1つぐらい、低くなる高さ。

　　※椅子と机の調整のし方（適当なものが無い場合に）
- 椅子の座面の傾きや高さは、固めの座布団やバスタオルなどを敷いて、座面を水平にしたり、高くしたりして調整します。
- 座った時に、足の裏が床から浮いてしまう時は、足の下に台などを置きます。

> **❗ モビングの特徴**
>
> ①**腕を机や台の上にのせて、運動する**
>
> 　腕の重さは、片側で体重の約5％、2〜3kgもあります。モビングは、腕を動かすだけの軽い運動ですが、手を机や板の上にのせて運動することによって、さらに軽い運動になっているのです。つまり、重い腕が机や板で支えられて軽く（負担が少なく）なって、弱い力でも動かしやすくなるのです。その結果、麻痺により筋力が弱くなっている人にとって動かしやすくなり、効果的なのです。
>
> ②**手の下に敷くものの材質；手の下に敷くタオルやモビング用ブロックの下のフェルト**
>
> 　手の下に敷くものとして、タオルを使っています。また、モビング用ブロックでは、机に接する部分にフェルトを貼り付けるようにしています。
>
> 　もっと滑りやすいものでもと思われるかもしれません。しかし、机の上を動かす時に、少しだけ滑りにくさ（動かしにくさ・摩擦が）あって、スルスルと動いていかない方がよいのです。動きをコントロールでき、動きを感じやすくするのです。

- 机が低すぎる場合は、机の脚の下に板などを入れて机全体を高くしたり、あるいは、机の上に厚めの板を置き、その上で練習します。
- 机が高すぎる場合は、運動はやや不十分になるかもしれませんが、そのまま練習して構いません。
  　椅子を高くして、足の下に台を置くなどの工夫をしてもよいです。
- 机の幅（奥行き）が足りない場合は、机に対して身体を斜めにして使うとよいです。

③ **タオル、あるいはモビング用ブロック**
- これらは、手の下に置いて、机や板の上を滑らせるのに使います。
- 『**タオル**』は、浴用タオルやハンドタオル、おしぼり用のタオルなどを使います。
- 手より大きく畳んだタオルの上に、手の部分に小さなタオルをのせて高くして、"手のアーチ"（⇨7ページ）をつくるようにして使います。
- 指を十分に伸ばせない時は、手の内側にタオルを入れて、伸ばせる範囲で伸ばして、手より大きく畳んだタオルの上にのせて練習します。
- 『**モビング用ブロック**』は、上面を山形に形づくった長方形の台に、手を留めるためのベルトがあるので、練習しやすいものです。
- 硬く手を握ってしまう時は、モビング用ブロックを使って、手を伸ばして練習した方が効果的です。
- 腕の状態が改善して、台の傾斜（角度）が大きくなると、モビング用ブロックが必要になります。
- 簡単なモビング用ブロックの作り方を載せてあります（作り方　⇨125ページ）。

④ **キッチンタイマー**
- **開始時からの練習時間を測るために**、開始時にセットして使います。

⑤ **砂時計やキッチンタイマー**
- 運動を何回か繰り返したら、必ず1分間の休憩をとるので、この時間を測るために使います。
- 砂時計が、一番扱いやすいです。

● タオルでの丸みと高さのつけ方

タオルは、手の平に接する部分のふくらみ方が図のような形になるよう、たたみ方やいろいろな大きさのタオルなどを使って工夫します。形が崩れないように、手の平に触れる一番上はタオルで全体を覆うようにします。こうすると、親指がタオルの中に入りにくくもなります。

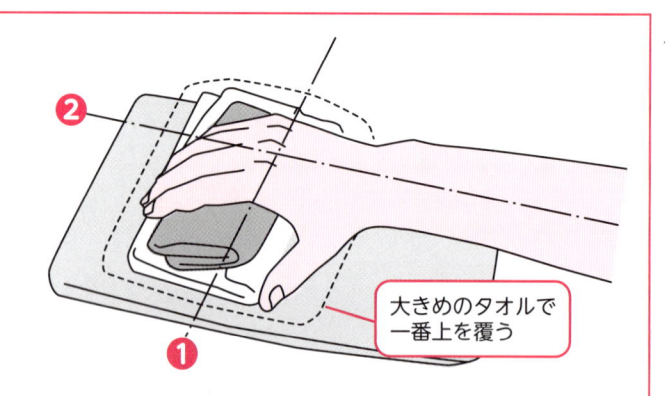

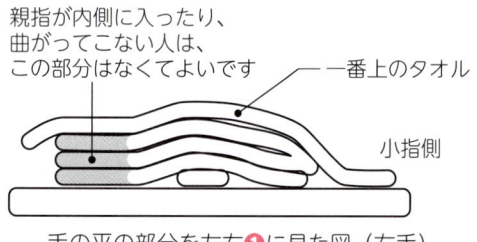

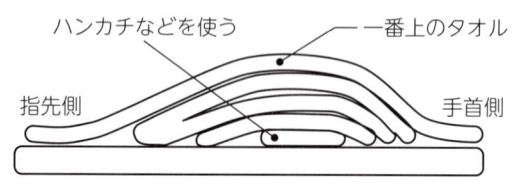

大きめのタオルで一番上を覆う

親指が内側に入ったり、曲がってこない人は、この部分はなくてよいです

一番上のタオル

小指側

手の平の部分を左右❶に見た図（右手）

ハンカチなどを使う　一番上のタオル

指先側　　手首側

手の縦の中心部分を上下❷に見た図

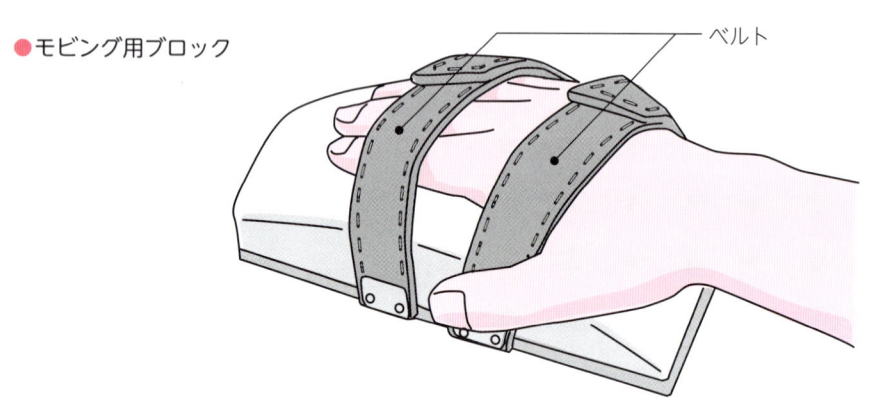

● モビング用ブロック

ベルト

手をベルトで留めています。

● 手の骨と手をモビング用ブロックに留めるベルトの位置

手首に近い方のベルトは中手骨の末端を、指先に近い方のベルトは基節骨と中節骨の間の関節の上を留めるようにつけます。

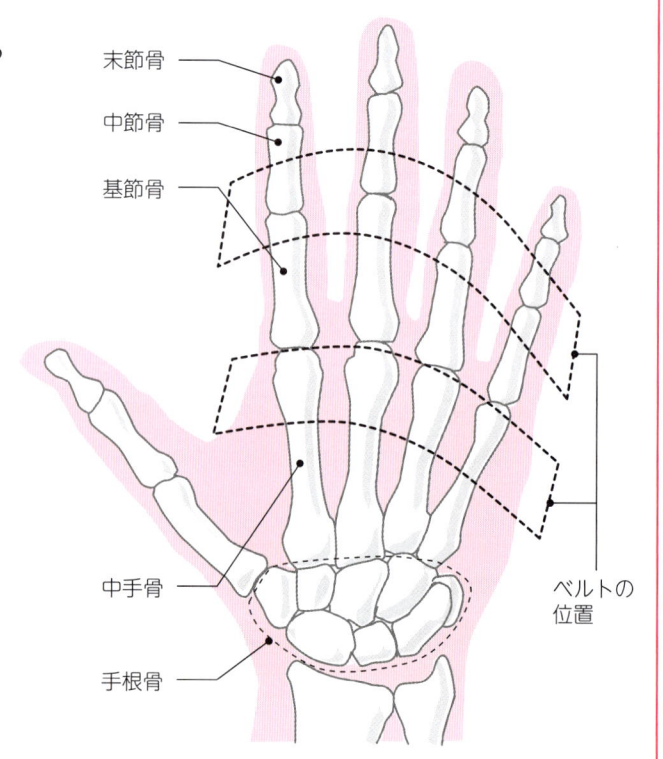

末節骨
中節骨
基節骨
中手骨
手根骨
ベルトの位置

28

- 設定すると、いつも同じ時間が表示されるタイプのタイマーでもよいです。時間がくると、0に戻るタイプのタイマーは適していません。購入する時には注意します。

⑥ **ペットボトルの蓋とコップ（セット数を数えるために）**
- 練習する時は、何セット練習するかを決める（セットとは ⇨58ページ）ので、途中で、何セット終わったかがわかるように、印として使います。
- 転がりにくいものであれば、何でも構いません。ペットボトルの蓋でも、おはじきでも、身近にあるものを利用します。
- 使い方は、例えば、練習するセット数のペットボトルの蓋を並べておいて、1セットが終わったら、コップなどの容器に入れていくようにします。

⑦ **届いた位置（目標）がわかるもの（文鎮や米などを入れた布袋）**
- 腕を伸ばしていって、一番遠くに置いて、目標として使います。
- 文鎮や300～400gの米などを入れた布袋などを用意します。机の上にのせて押していくので、机を傷つけないように、下面が滑らかなものを使います。

（2）機能ステップ（腕の状態）により必要なもの

腕の状態によって、用意するものです。

① **小座布団やタオル**
- 肩周囲の筋力が弱くなっている時に、腕を支えるのに使います。
- 手の先から肘までを置ける大きさの、小座布団やタオルを使います。

② **板**
- タオルにのせた手を板の上で滑らせたり、この板の横に沿って、まっすぐに手を伸ばすガイドとして使います。
- 幅20cm、長さ90cm、厚さ1.5cmの木材を用意します。運びやすいように、軽めの材質を選びます。
- 表面がザラザラしていて滑りにくい場合には、紙ヤスリをかけて滑らかにします（作り方；滑らかな板 ⇨128ページ）。
- 木材の種類や材質によっては、滑らかになりにくいものがあるので、購入する時には注意します（作り方；滑らかな板 ⇨128ページ）。

③ **滑り止めシート**
- 板などの下に敷いて、板などが動かないようにするために使います。
- いろいろな滑り止めシートが売られていますが、穴が空いているタイプのシートでは、穴が小さくて隙間が少なく、やや厚みがあり、丈夫なものを選びます。

④ **角度計**
- 板に傾斜（角度）をつけて練習する時や、モビング台を使って練習する時に必要になるので、そのために使います（図次ページ）。

⑤ **本や箱**
- 板の後方の端の下に置いて、**板に傾斜（角度）をつける**のに使います。
- しっかりした箱や、本などを利用します。

⑥ **モビング台（モビング用の台）**
- 練習の角度が15度以上になると、板に角度をつけるための専用の道具が必要になるので、そのために使います（図次ページ）。
- 簡単な作り方を載せてあります（作り方 ⇨128ページ）。

第4章 腕を伸ばすモビングの練習

● 角度計（台の傾斜を測るもの）

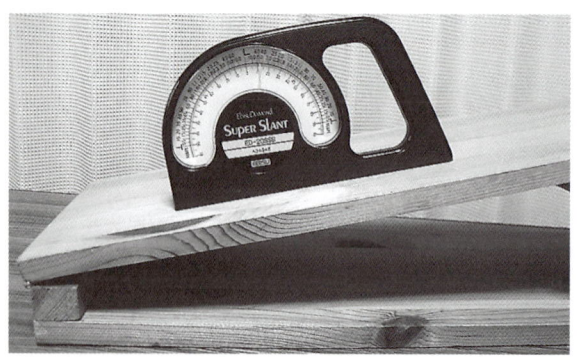

傾斜しているものの上にのせると、針が動いて角度が測れます。

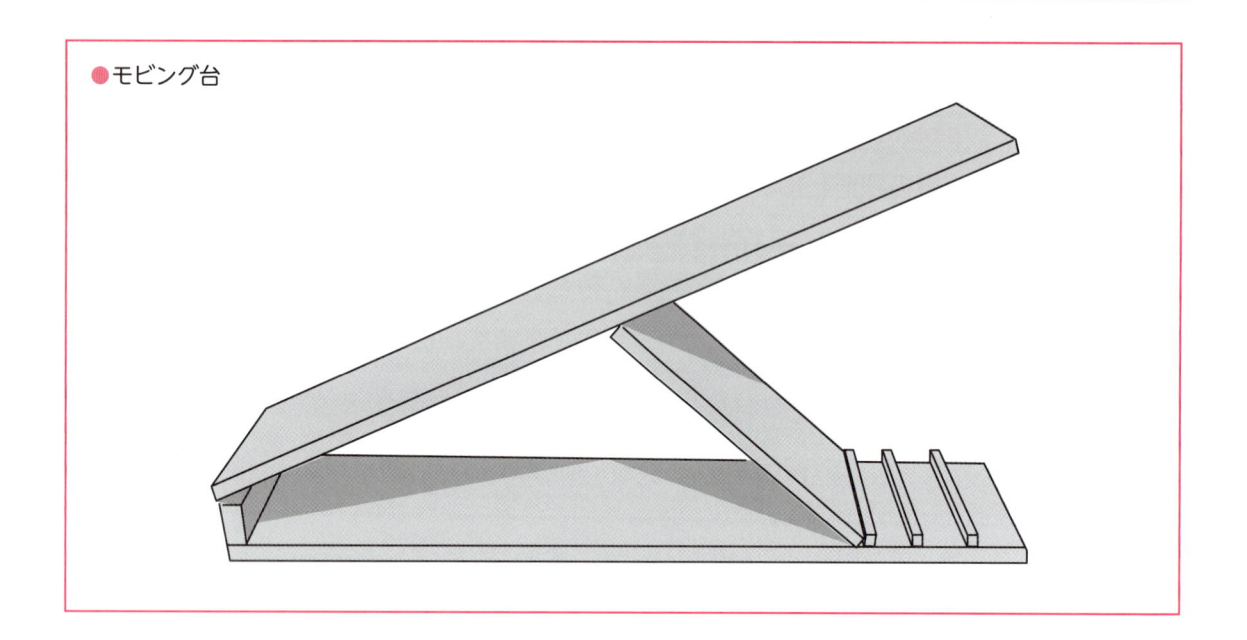

● モビング台

❸ 確認したい練習の姿勢（開始時・練習中）

右ページの図のように、椅子に座って、机（テーブル）の上で行います。
姿勢は、大変重要で、決められた姿勢をキチンととらないと、動作が上手にできませんし、効果もあがりません。注意しましょう!!

❹ 練習する時の留意点

①～⑤は、練習する時の順序どおりの項目。⑥～⑧は、全般的に注意の必要な項目です。

① **手に余分な力を入れないで、タオル（あるいは、モビング用ブロック）の上に置く**

手に、なるべく余分な力を入れないように、力を抜いて、タオル（あるいは、モビング用ブロック）の上に置きます。

② **手は、前の方へ、ゆっくりと滑るように机や板の上を動かしていく**

手を、まっすぐ前の方に、滑らせるように、**ゆっくりと**伸ばしていきます（Q&A 15「腕を伸ばす方向は、なぜ"まっすぐ前の方へ"なのですか」 ⇨ 141ページ）。
勢いをつけて動かさないようにします。

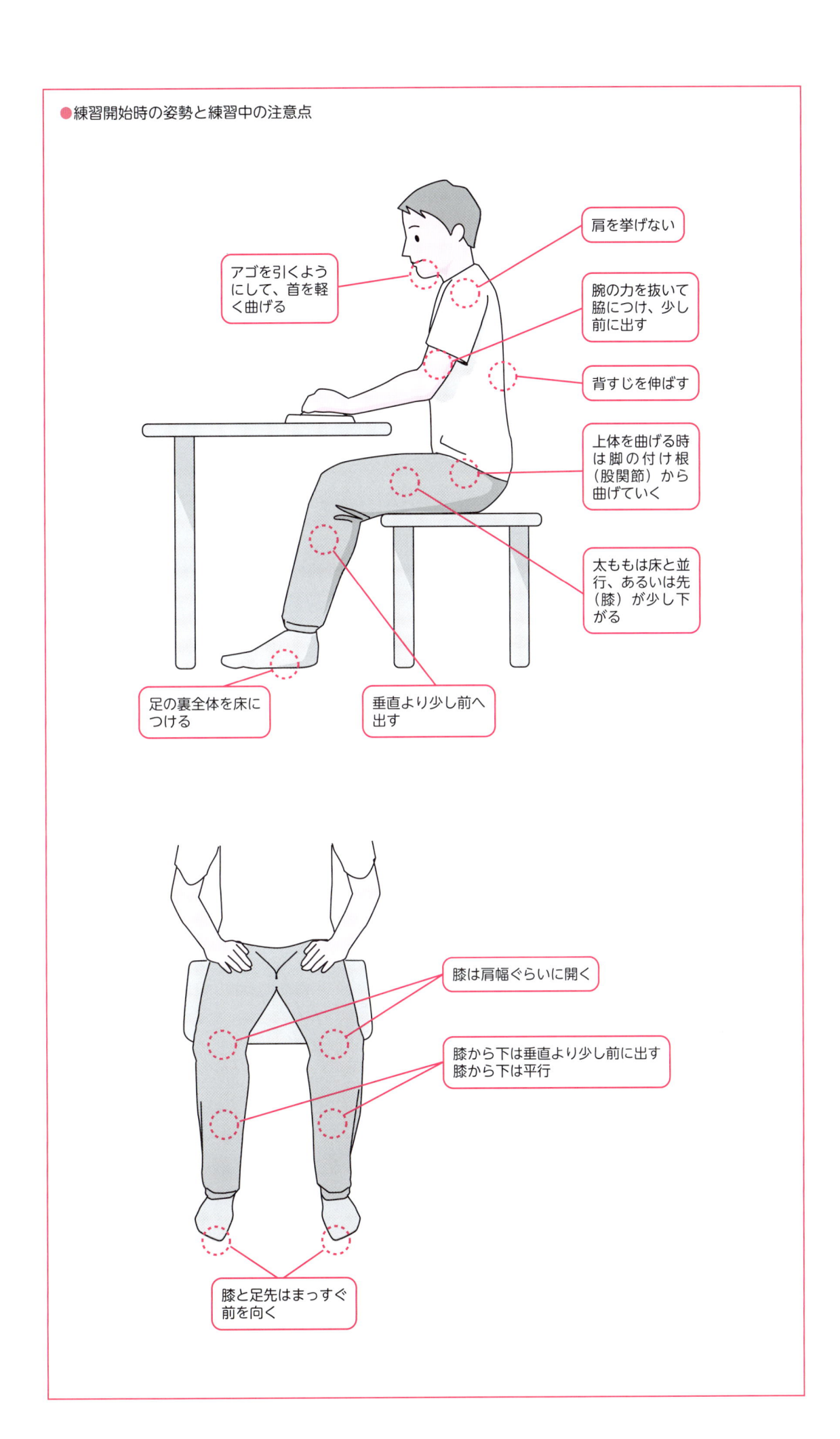

●練習開始時の姿勢と練習中の注意点

- アゴを引くようにして、首を軽く曲げる
- 肩を挙げない
- 腕の力を抜いて脇につけ、少し前に出す
- 背すじを伸ばす
- 上体を曲げる時は脚の付け根（股関節）から曲げていく
- 太ももは床と並行、あるいは先（膝）が少し下がる
- 足の裏全体を床につける
- 垂直より少し前へ出す

- 膝は肩幅ぐらいに開く
- 膝から下は垂直より少し前に出す
  膝から下は平行
- 膝と足先はまっすぐ前を向く

第4章 ● 腕を伸ばすモビングの練習

31

また、手を、机（板や、モビング台）に押しつけたりしません（Q&A 17「麻痺側の手を机や台に押しつけてしまうのですが」 ⇨ 141ページ）。
　自分の腕で方向を定める気持ちで、練習しましょう。

> **? ゆっくりとは、どのくらいのスピード**
>
> 　練習では、手を伸ばしていき、そして、戻してくる運動を繰り返しますが、伸ばしていく時は2〜3秒、戻してくる時も2〜3秒かけて動かします。
> 　「どんぐりころころ」や、「荒城の月」のような、1分60拍ぐらいの音楽に合わせて動かす速さです。

③ **片手の練習では、親指を開いて伸ばすようにして腕を動かしていく**
　腕を伸ばしていく時、戻してくる時に、親指は、関節が伸び、人差し指から離れて、外側へ開いているようにします。ここでも、頑張って開いて伸ばすのではなく、**力を入れずに、そっと自然に**伸ばします。

> **！ 親指が閉じたり、曲がってしまう時の工夫**
>
> 　親指が、閉じたり、曲がったりする時は、親指と人差し指の間に、三角形に切ったプラスチックの板や、タオルなどを挟んで練習します。
> 　親指を曲げる筋肉の力が強くなってしまい、親指が伸ばせなくなるのを防ぐためです。
> 　親指の先が曲がってしまう時は、**指先の血液の流れが悪くならないように注意**しながら、曲がりやすい関節の周囲に、包帯を巻いたり、柔らかい材質の指サックをするなどします。
> 　このようにして、親指が手の平の中に入ってしまわないようにしておくことは、**ものをつまんだり、握ったりするには、とても大切**なのです。
>
> ●プラスチックの板を親指と人指し指の間に挟んで、親指を伸ばし、開く
>
> | 親指の曲がる力が弱い人 | 親指の曲がる力が強い人 |
> |---|---|
> | 親指の閉じ、曲がる力が弱い場合、弾力のある薄いプラスチックの板を図のように切ったものを挟み、その弾力で開き、伸ばします。 | 親指の閉じ、曲がる力が強い場合、肌ざわりがよい硬いプラスチックの板を図のように切ったものを挟んで、しっかりと開き、伸ばします。 |

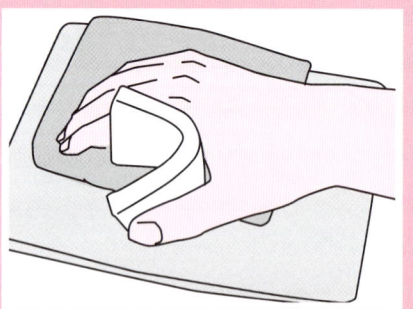

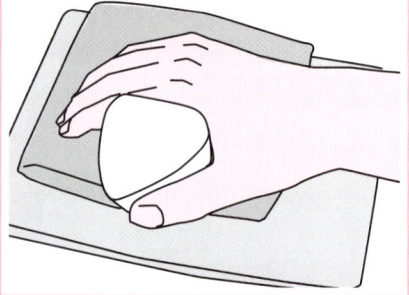

④ **片手の練習では、手首を左右に曲げないようにして腕を動かしていく**

腕を伸ばしていく時も、戻してくる時も、手首は左右に曲げないように注意します。

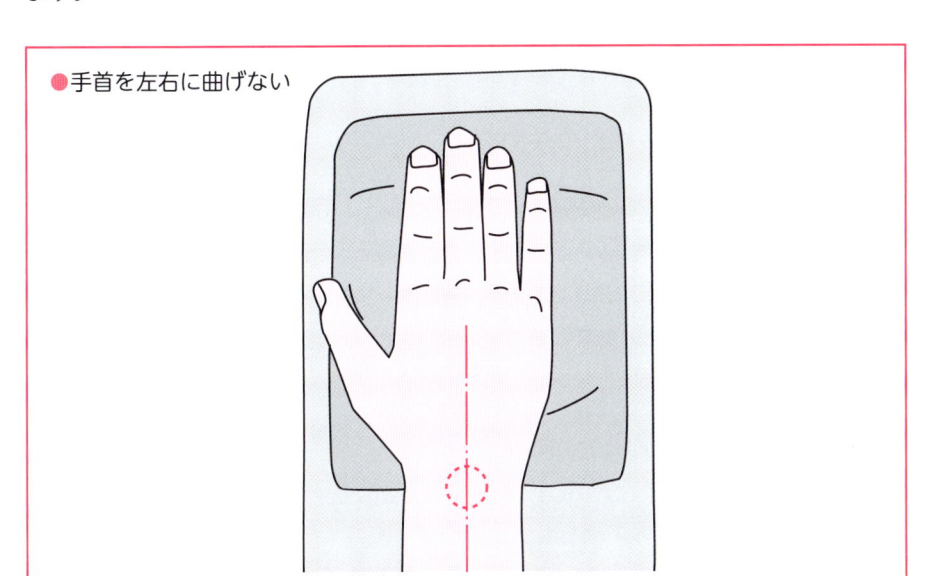

●手首を左右に曲げない

⑤ **肘をまっすぐになるまで伸ばす**

腕を伸ばしていった最後には、必ず、肘を、まっすぐになるまで伸ばします（Q&A 13「肘をまっすぐになるまで伸ばして練習する…」 ⇨ 140ページ）。

なお、肘が硬くなっていて（肘関節の可動域制限があって）、まっすぐになるまで伸ばせない人は、伸びる範囲で、できるだけ伸ばすようにします。

⑥ **アゴを軽く引いて、首を少し前に曲げ、背すじを伸ばし、脚のつけ根から前に傾けて腕を動かしていく**

アゴを軽く引いて、首を少し前に曲げ、背すじをまっすぐにして、脚のつけ根（股関節）から前に傾けていきます。戻す時も同じようにして、後ろへ戻してきます。

背すじをまっすぐに伸ばすには、お腹と背中にキチンと力を入れます。

⑦ **足の裏へ身体の重みをかけるようにして腕を動かしていく**

両手の練習の時には、両方の足の裏に、片手の練習の時には、麻痺側の足の裏に、身体の重み（体重）をかけて練習します。

練習を始める前に、足の裏に気持ちを集中して体重をかけてみると、感じがつかめます。

⑧ **身体のどこかに無理に力を入れないようにして腕を動かしていく**

身体のどこかに無理な力を入れて動かさないようにして、少しずつ上体を前に傾けていき、戻します。身体全体が滑らかな動きになるようにします。

ワンポイントあどばいす――心配しないで

注意しなければならない項目がたくさん出てきましたね～。

なかなか覚えきれませんね。

練習に入る前に、コツをつかむために、**健側の腕で練習してみましょう。**

実際に練習するところで、図の中に大切なポイントは入れてありますので、ご心配なく。図の中に書いてあるポイントを1つずつ確認して、大切にしながら練習していきましょう。

第4章 ●腕を伸ばすモビングの練習

5 腕の状態と練習の内容

本書では、練習する人の腕の状態によって、練習方法を決めるようにしています。

この後で、練習方法については説明しますが、まず、腕の状態と練習の内容がどのように関係し合っているかについて説明します。

（1）モビングの練習レベルの決め方

練習の内容を決めるための段階を"練習レベル"と呼びます。

モビングでは、肩肘の機能ステップと、手の機能ステップの段階の、**小さい方の機能ステップと同じ数を**、練習する人の"練習レベル"とします。

例えば、肩肘の機能ステップが6で、手の機能ステップが4であれば、4の練習レベルで行います。

●モビングの練習レベルの決め方の例

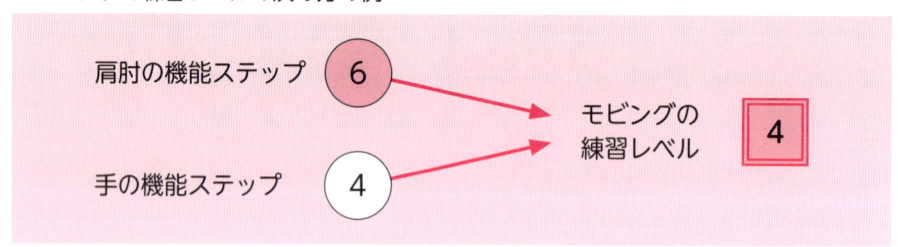

| 肩肘の機能ステップ | 6 | → | モビングの練習レベル | 4 |
| 手の機能ステップ | 4 | → | | |

（2）練習レベルの違いによる練習の内容

各練習レベルの練習の内容（角度、セットの回数、練習時間など）は、1か月ごとに練習計画表で示しています。

下の表は、練習開始から1か月間の練習計画表の角度についてです。

なお、この表の読み方は少し複雑ですので、63ページの表の読み方をみてください。

練習開始から1か月間の練習計画			練習レベル			
練習方法			1〜3	4	5	6
両手0度（水平位）			○	○	○	○
片手	0度			○	○	○
	5度				○	○
	10度					○

この表の読み方：
　　練習レベル1〜3の人は、両手0度の練習のみを。
　　練習レベル4では、両手0度と片手0度の練習を。
　　練習レベル5では、さらに片手5度まで。
　　練習レベル6では、さらに片手10度まで行えます。

両手のモビング
両手０度（水平位）の練習

6 両手のモビングの練習方法

練習のセットの回数や時間などは、「8　練習の進め方」を読んでください（⇨58ページ）。

> **！ 注意しましょう！　練習を始めてみると**
>
> 実際に練習を始めると、単純で、簡単に思えます。
> しかし、姿勢や練習方法についての約束を守らないで練習をすると、良くしたい、と思っていたのに、かえって状態を悪くしてしまいます。
> よく読んで練習していきましょう。

1　両手０度（水平位）の練習
〈肩肘（かたひじ）の機能ステップが４〜６の人の練習〉

肩肘の機能ステップ４〜６（⇨15ページ）の人は、麻痺側の腕を自力で動かせますが、次の「（1）練習する時の留意点」に書いてある理由で、麻痺側の腕を健側の腕と一緒に、両手で動かす練習をします。

なお、この機能ステップの人の多くは、肩周囲の筋力に問題がありませんので、特別な配慮はしません。しかし、**肩に痛みがある**時（肩の痛みが出やすい　⇨4ページ）は、次項の「小座布団で支える方法」で、腕を支えながら練習します（⇨40ページ）。

(1) 練習する時の留意点

① 腕を動かすことを思い出し、伸ばすように練習する

健側の腕と一緒に、麻痺側の腕を動かして、腕に正しく動かす感じを、思い出させて、覚えていきます。

機能ステップの段階が上がって、腕を動かせるようになっても、すぐには、自分の腕を動かす目的に合わせて意識的に動かせるようにはなりにくいのです。また、少しでも動かさないでいると、正しい動かし方を忘れてしまいます。そのため、まず両手で練習をします。

② 硬くなっている腕が、健側の腕で伸ばされるようにして練習する

硬くなっている腕は、健側の腕によって伸ばされて、動きやすくなります。

> **！ 両手０度（水平位）の練習は、準備運動、身体を柔軟にする練習でもある**
>
> 両手０度は、練習を始める時には、必ず行うようになっています。
> ②に書いてあるように、硬くなっている腕が、動きやすくなるからです。
> また、この運動の効果から、6章の「身体を柔軟にする練習」の１つになっています。

第4章　腕を伸ばすモビングの練習

(2) 練習の順序

●準備

　机や椅子は、31ページの練習開始時の姿勢どおりです。

　手の下に敷くタオルを準備します。

　到達位置がわかるように、開始時に、手のまっすぐ前方、机の手前端から60cmぐらいの距離に目標（届いた位置がわかるもの　⇨29ページ）を置きます。初回はこれを押すようにして、一番遠くに目標を決め、次回からそこまで届くように腕を伸ばします。

●練習の順序
❶ 開始の位置に、手を置く

　麻痺側の手を、机の上に置いたタオルの上にのせます。

　手の下には、手のアーチ（⇨7ページ）をつくるように畳んだタオルを置きます。

　タオルの上にのせた手を、上体の中心の延長線の上に持ってきます。

　手の上に健側の手を重ねます。

　両肘（腕）を脇につけます。

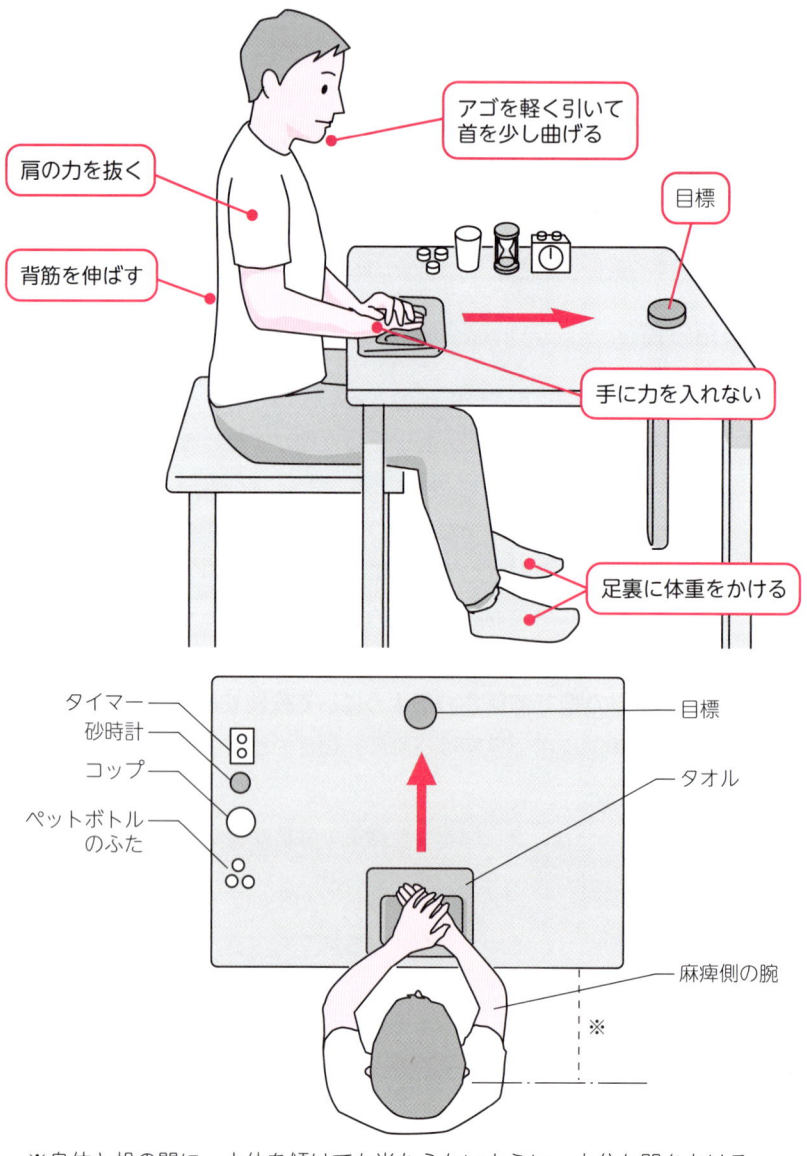

※身体と机の間に、上体を傾けても当たらないように、十分な間をあける。

両手のモビング
両手0度（水平位）の練習

> ⚠️ **肘に注意！──腕を横に挙げる力が十分でない人に；麻痺側の肘が机に当たってケガをしないように**
>
> 手を前の方に伸ばして、上体を前に傾けていった時に、腕を横に挙げる力が十分ない人では、肘が机の角に当たり、ケガをすることがあります。
>
> 大きめのタオル（バスタオル）などを、手から肘までの下に敷いて、当たっても大丈夫なようにして練習します。
>
> 肘より長いタオルを敷いて行います。
>
> 当たらないように

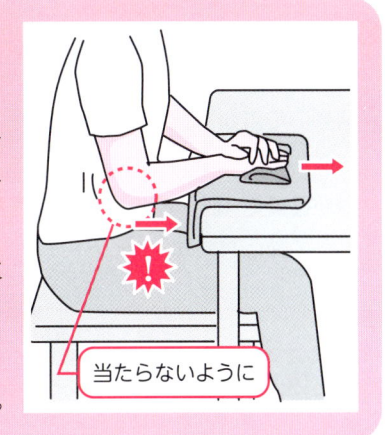

❷ 伸ばしていく

両手を、机の上を目標に向かって、まっすぐ前の方へ、**ゆっくりと滑らせるように**、腕を伸ばしていきます。

伸ばしていくにつれて、腕を、少し（脇にこぶし1つ入るぐらい）横に開いていきます。

伸ばしていくと一緒に、上体を、手の動きにつれて、自然に、前に**約20～30度**傾けていきます。**前に倒れ過ぎない**ように注意します。

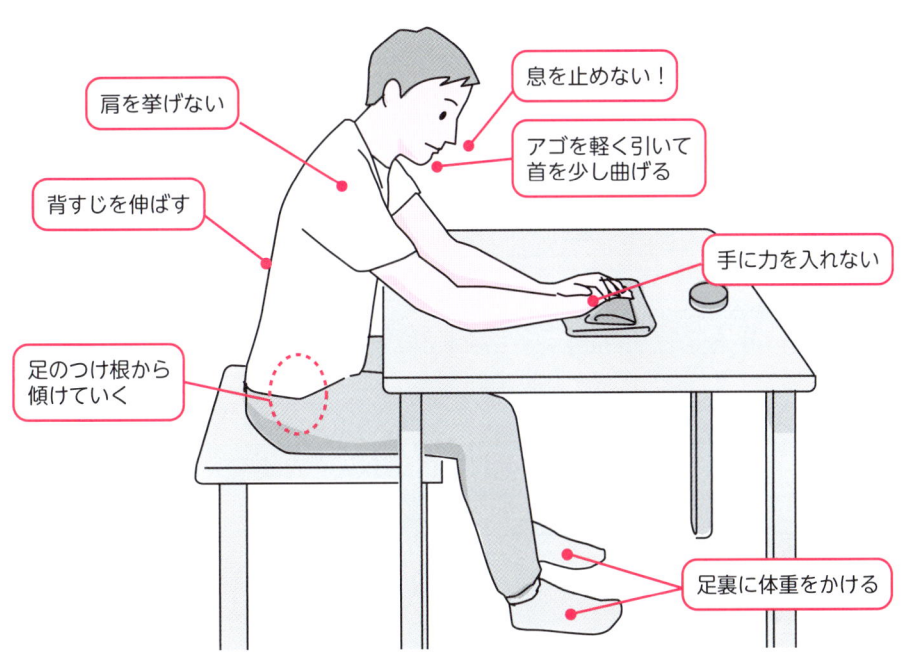

- 肩を挙げない
- 息を止めない！
- アゴを軽く引いて首を少し曲げる
- 背すじを伸ばす
- 手に力を入れない
- 足のつけ根から傾けていく
- 足裏に体重をかける

練習する時は、お腹と背中に力を入れて、背すじをまっすぐにして、足のつけ根（股関節）から曲げます。

第4章　腕を伸ばすモビングの練習

❸ **肘を伸ばした位置で、2秒間そのままにしている**

腕を目標まで伸ばしていったら、最後は肘がまっすぐまで伸びているように注意します。
目標の位置がずれていれば、修正します。
伸ばした状態で約2秒間そのままでいます。

※**肘が硬くて（肘関節の可動域制限があって）、まっすぐになるまで伸ばせない人**は、伸ばせる範囲で十分に伸ばします。

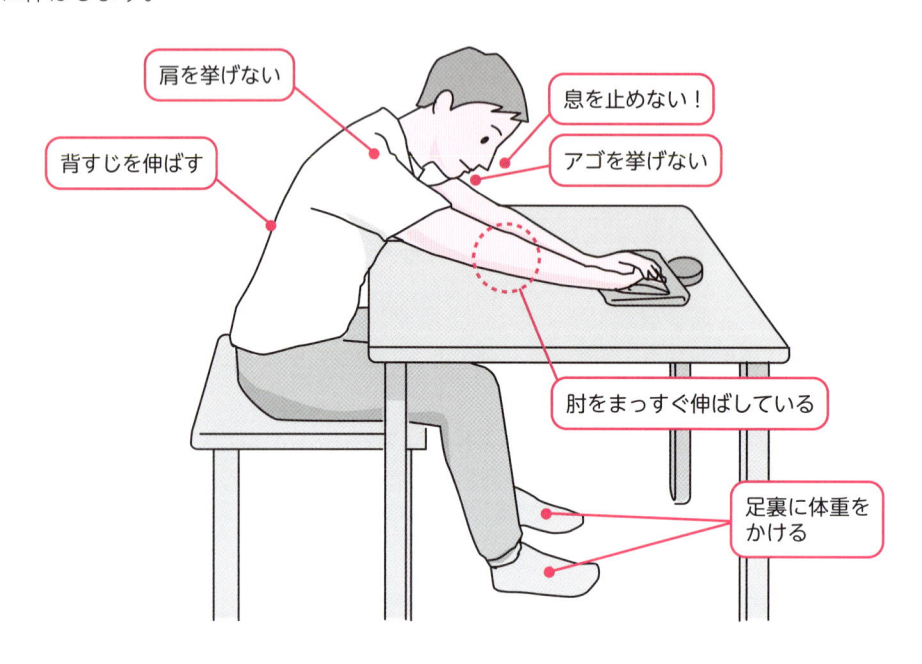

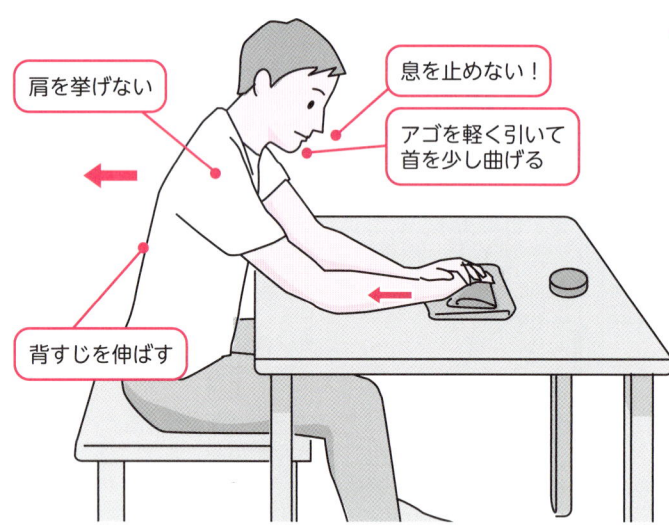

- 肩を挙げない
- 背すじを伸ばす
- 息を止めない！
- アゴを挙げない
- 肘をまっすぐ伸ばしている
- 足裏に体重をかける

❹ **戻してくる**

両手を自分の身体の方へ戻してきます。肩と肘の力を抜きながら、**肘からゆっくりと曲げてきます**。
一緒に、上体をゆっくり起こしてきます。この時に、**肩が挙がらないよう**に注意します。

- 肩を挙げない
- 息を止めない！
- アゴを軽く引いて首を少し曲げる
- 背すじを伸ばす

❺ **始めの位置に戻し、休む**

両手を開始の位置に戻します。上体が垂直になります。
両肘を脇につけます。肩の力を抜きます。
そのまま約2秒間休みます。

やりすぎていませんか！練習時間を守りましょう

両手のモビング
両手０度（水平位）の練習

❻「❷」から「❺」を繰り返す。休憩をとる
　❷から❺を、決めたセットの回数、繰り返します。
　1セットが終わったら、1分間の休憩をとります。
　※1セット終了ごとに、ペットボトルの蓋をコップに入れ、
　　セット数をかぞえます。

やりすぎていませんか!
練習時間を守りましょう

> **！ 練習中の呼吸；息を止めないで！**
> ●練習中は、息を止めず、自然に呼吸します。
> 　息を止めると、血圧が上がったり、余分な力が入ります。注意しましょう。
> ●練習に慣れてきたら、息を吐きながら練習すると、**余分な力が抜けやすく**なります。
> 　特に、"フーフー"と、息を吐くと、もっと余分な力が抜けやすくなります。

第4章 ●腕を伸ばすモビングの練習

2　両手0度（水平位）の練習（小座布団で支える方法）
〈肩肘（かたひじ）の機能ステップが1〜3の人の練習〉

　肩肘の機能ステップ1〜3の人では、麻痺側の腕は、肘を伸ばせず、腕も挙がらないので、前に伸びていきません。健側の腕で助けながら前に伸ばしていきます。

　そして、肩周囲の筋力が弱いので、腕を支える必要があります（肩の痛みが出やすい ⇨4ページ）。手から肘までを小座布団の上に置いて、腕が浮かないように支えて練習します。

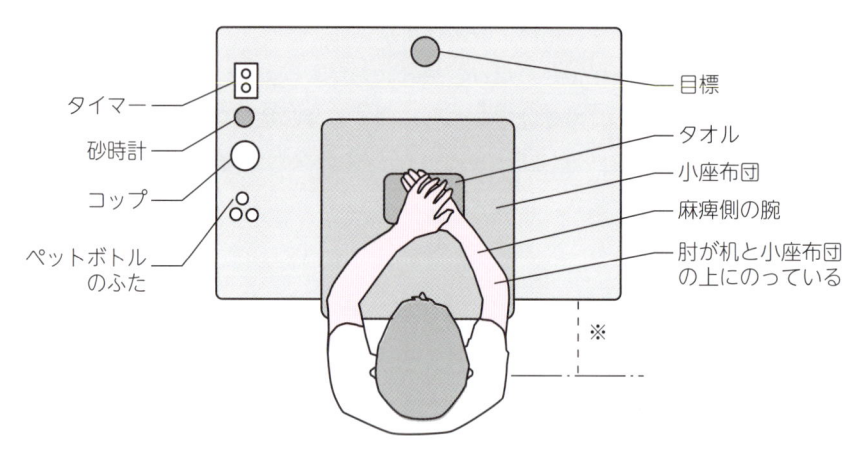

（図：タイマー、砂時計、コップ、ペットボトルのふた／目標、タオル、小座布団、麻痺側の腕、肘が机と小座布団の上にのっている）

※身体と机の間に、身体を傾けても当たらないように、十分な間をあける。

> 🔶 **椅子の背もたれから上体を離しているのが難しい人；**
>
> 　この項目の練習方法を活用した「**ゆるゆるモビング**」（⇨46ページ）で練習して、背もたれにもたれずに座れるようになってから、この練習を始めます。
>
> 🔶 **肩や肘が硬くなっていて、健側の腕で動かしても、少ししか動かせない人；**
>
> 　同じように、「**ゆるゆるモビング**」で練習して、肩や肘が動きやすくなってから、この練習を始めます。

（1）練習する時の留意点

① 腕を動かすことを思い出し、伸ばすように練習する
　健側の腕に助けられながら、一緒に麻痺側の腕を動かして、麻痺側の腕に動かす感じを、思い出させて、覚えていきます。

② 硬くなっている腕が、健側の腕で伸ばされるようにして練習する
　硬くなっている腕は、健側の腕によって伸ばされて、動きやすくなります。

③ 肩肘の機能ステップが1〜2の前期の人は、健側の手で動かして練習する
　この機能ステップでは、腕にほとんど動きがありません。
　健側の手を麻痺側の手に重ねて、腕を動かしていくのは大変かもしれません。その時は、麻痺側の手首付近を握って、動かします。

④ 肩肘の機能ステップが2の後期〜3の人は、伸ばすのを意識して練習する
　この機能ステップでは、腕に動きが少しずつ出てきます。
　腕が動きだして、つい曲げたくなる時期です。しかし、伸ばすことが大切です（2章-2-(2)　⇨9ページ）。

両手のモビング
**両手0度（水平位）の練習
（小座布団で支える方法）**

> ❗ **両手0度（水平位）の練習は、準備運動、身体を柔軟にする練習でもある**
>
> 両手0度は、練習を始める時には、必ず行うようになっています。
> ②に書いてあるように、硬くなっている腕が、動きやすくなるからです。
> また、この運動の効果から、6章の「身体を柔軟にする練習」の1つになっています。

　腕や手を伸ばすのを意識して練習します。曲げる力を強めないように、戻してくる時は、"**ゆっくりと、力をできるだけ入れないで、肩の力を抜くように**"注意します。

(2) 練習の順序

● 準備

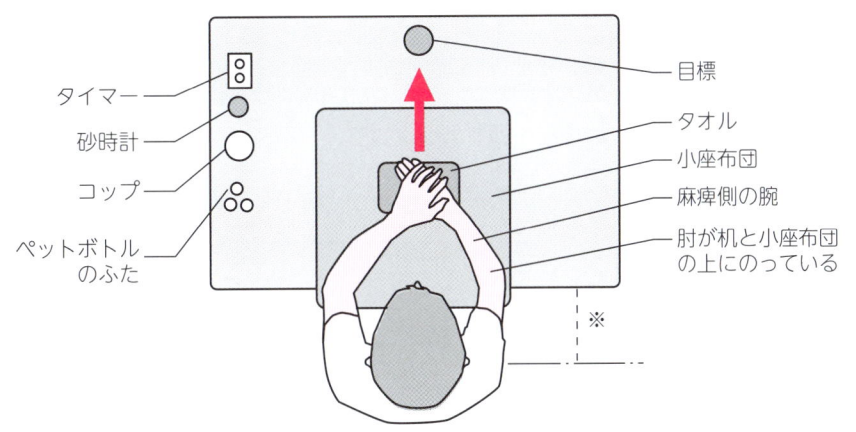

（図：机の上の配置）
- タイマー
- 砂時計
- コップ
- ペットボトルのふた
- 目標
- タオル
- 小座布団
- 麻痺側の腕
- 肘が机と小座布団の上にのっている

※身体と机の間に、身体を傾けても当たらないように、十分な間をあける。

① **手から肘までを小座布団などの上に置いて行う**

　機能ステップ1〜3の人は、**肩周囲の筋力が弱くなっている**ので、腕が宙に浮いた状態にあると、痛みが出たりします。
　そのために、**いつも腕が宙に浮いた状態にならない**ようにします。手から肘までが、机の上に置いた小座布団などの上にのっているようにして、支えながら練習します。

② **小座布団などの高さ**

　5〜10cmぐらい。腕を伸ばした時に、肘が浮かない高さにします。小座布団などは、必要に応じて、何枚か重ねるなどして使います。
　小座布団を高くすると、腕を、大きく、遠くまで、動かせます。その分、肩を動かす範囲が広くなります。**肩に痛みのある人**は、注意しながら高さを決めます。

●小座布団の高さの決め方

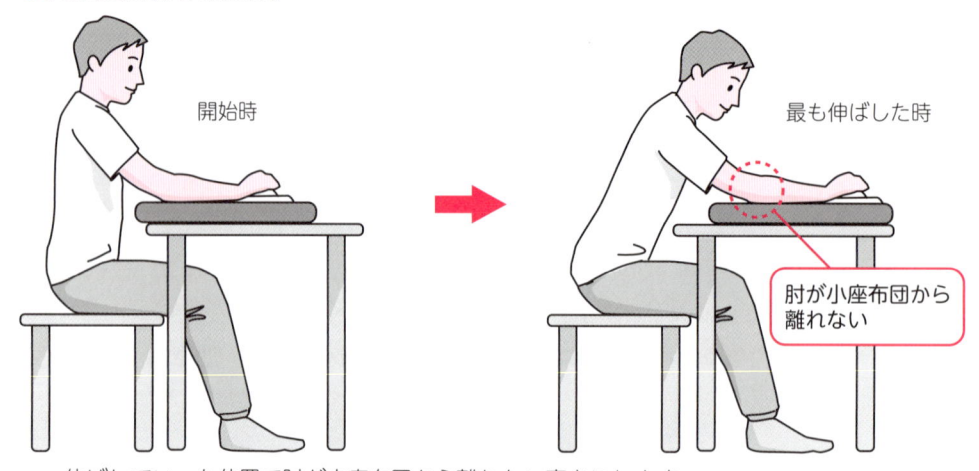

開始時 → 最も伸ばした時

肘が小座布団から離れない

伸ばしていった位置で肘が小座布団から離れない高さにします。
※肘をまっすぐまで伸ばそうとすると、肘が小座布団から離れて宙に浮いてしまいます。
　肘をまっすぐまで伸ばさないようにして、高さを決めます。

③届いた位置がわかるように

開始時に、手のまっすぐ前方、机の手前端から50cmぐらいの距離に目標（届いた位置がわかるもの ⇨ 29ページ）を置きます。初回はこれを押すようにして、一番遠くに目標を決め、次回からはそこまで届くように腕を伸ばします。

●練習の順序
❶開始の位置に、両手を持ってくる

麻痺側の手から肘までを、机の上の小座布団の上に置きます。
手の下には、手のアーチ（⇨7ページ）をつくるように畳んだタオルを置きます。
手の位置が、上体の中心の延長線の上にくるように持っていきます。
手の上に健側の手（健手）を重ねます。
両腕はできるだけ脇から離さないようにします。

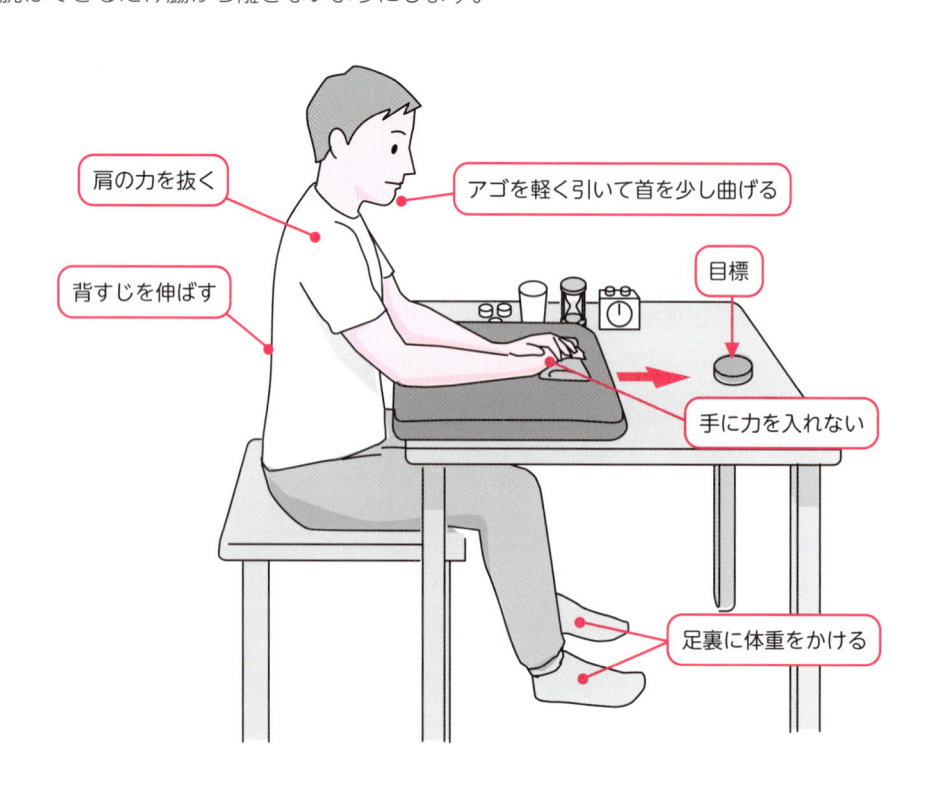

肩の力を抜く
アゴを軽く引いて首を少し曲げる
背すじを伸ばす
目標
手に力を入れない
足裏に体重をかける

> **両手のモビング**
> 両手0度（水平位）の練習
> （小座布団で支える方法）

❷ 伸ばしていく

　両手を、机の上を目標に向かってまっすぐ前の方へ、**ゆっくりと滑らせるように**、腕を伸ばしていきます。

　伸ばしていくにつれ、上体を、手の動きにつれて、自然に、前に**約20〜30度**傾けていきます。**前に倒れ過ぎない**ように注意します。

　肘をまっすぐになるまで伸ばそうとすると、肘が宙に浮いてしまいます。肘が浮きそうにになったら、そこで止めます。

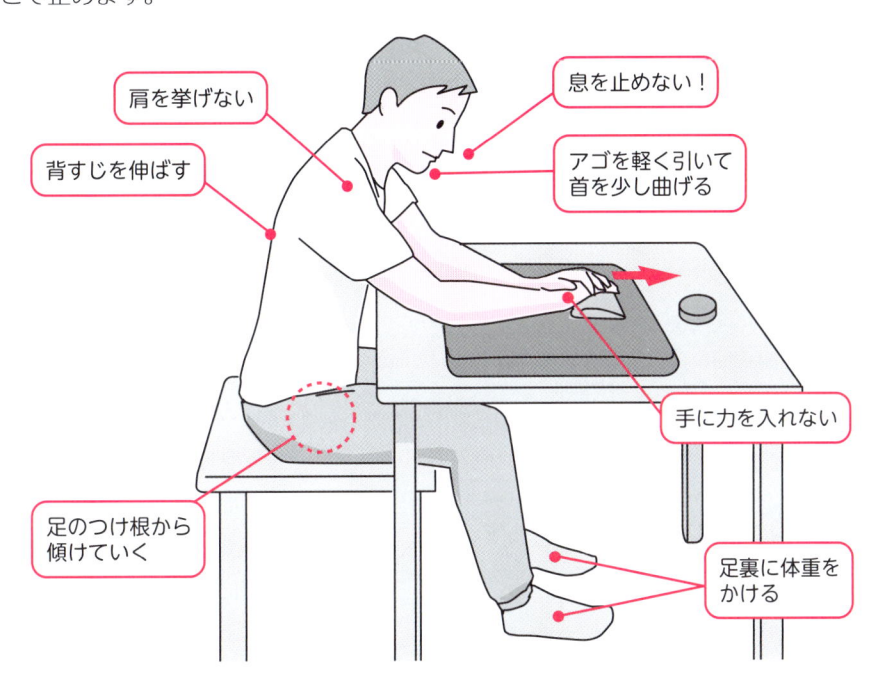

- 肩を挙げない
- 背すじを伸ばす
- 息を止めない！
- アゴを軽く引いて首を少し曲げる
- 手に力を入れない
- 足のつけ根から傾けていく
- 足裏に体重をかける

❸ 伸ばした位置で、2秒間そのままにしている

　腕を目標まで伸ばしていったら、伸ばした状態で約2秒間そのままでいます。

　目標の位置がずれていれば、修正します。

注意！ 機能ステップ1〜2の人は、肩周囲の筋肉が弱くなっているので、肘を小座布団から離さない！（肘はまっすぐまで、伸ばせません）。

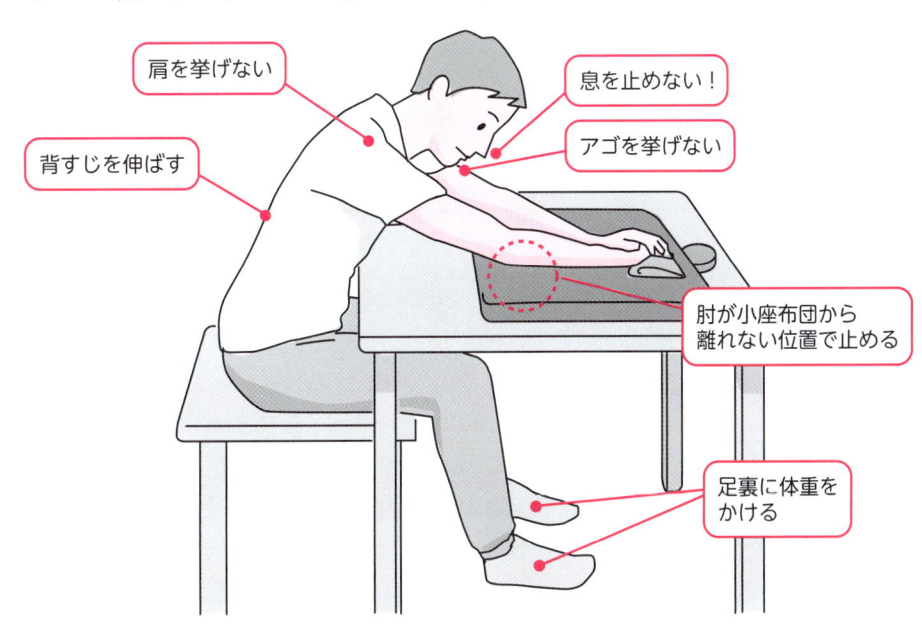

- 肩を挙げない
- 背すじを伸ばす
- 息を止めない！
- アゴを挙げない
- 肘が小座布団から離れない位置で止める
- 足裏に体重をかける

第4章　腕を伸ばすモビングの練習

❸を斜め上から見ています。

　これ以上前に伸ばしていくと、肘が座布団の上から離れてしまいます。

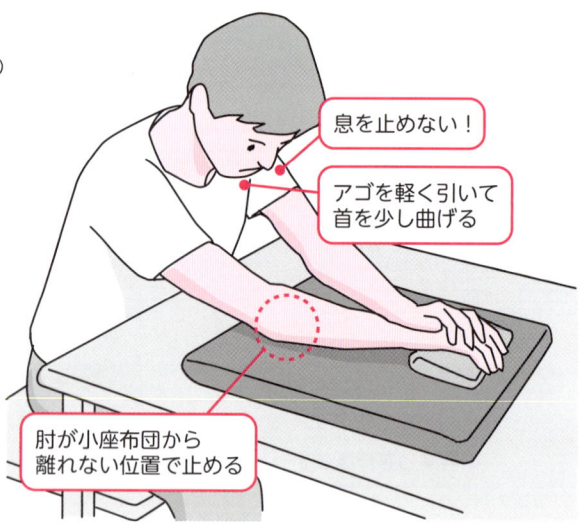

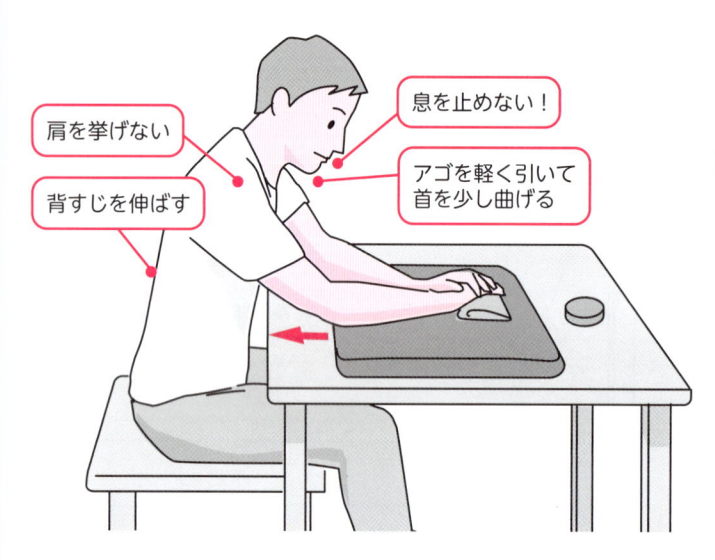

息を止めない！

アゴを軽く引いて首を少し曲げる

肘が小座布団から離れない位置で止める

肩を挙げない

息を止めない！

背すじを伸ばす

アゴを軽く引いて首を少し曲げる

❹ 戻してくる

　両手を自分の身体の方へ戻してきます。肩と肘の力を抜きながら**肘からゆっくりと曲げて**きます。

　一緒に、上体をゆっくり起こしてきます。この時に、**肩が挙がらない**ように注意します。

❺ 始めの位置に戻し、休む

両手を開始の位置に戻します。上体が垂直になります。
両肘を脇につけます。肩の力を抜きます。
そのまま約2秒間休みます。

❻「❷」から「❺」を繰り返す。休憩をとる

❷から❺を、決めたセットの回数、繰り返します。
1セットが終わったら、1分間の休憩をとります。
※1セット終了ごとに、ペットボトルの蓋をコップに入れ、
　セット数をかぞえます。

**やりすぎていませんか！
練習時間を守りましょう**

❗ 練習中の呼吸；息を止めないで！

- 練習中は、息を止めず、自然に呼吸します。
　息を止めると、血圧が上がったり、余分な力が入ります。注意しましょう。
- 練習に慣れてきたら、息を吐きながら練習すると、**余分な力が抜けやすく**なります。
　特に、"フーフー"と、息を吐くと、もっと余分な力が抜けやすくなります。

両手のモビング
両手0度（水平位）の練習
（小座布団で支える方法）

❗ 胸を机に当てないように、当てても大丈夫なように

　腕を伸ばそうと頑張って、夢中で練習していて、上体を前に倒して机や板の角に当てて、胸に痛みが出たり、練習が終わった後で、押しつけた部位が赤くなっているのを見ることがあります。無理をし過ぎないようにしましょう。

　どうしても、このようにしがちな人は、胸と机の間に小さめの座布団などを置いて練習すると防げます。

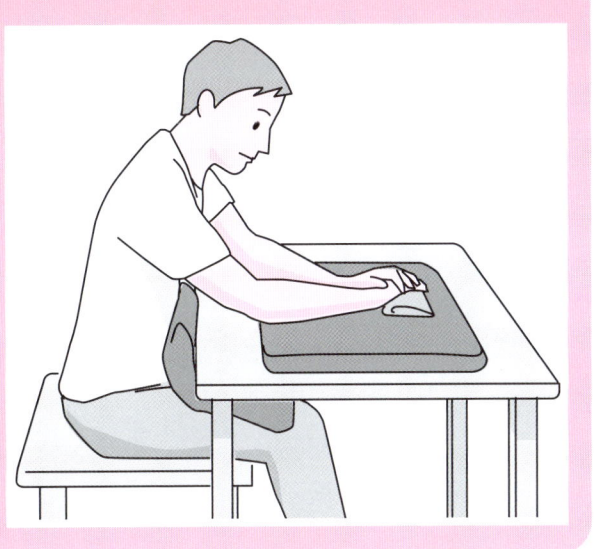

第4章　●腕を伸ばすモビングの練習

45

ゆるゆるモビング

● **椅子の背もたれから上体を離しているのが難しい人**

チェックリスト（⇨17ページ）の座位保持の項目で、"いいえ"と答えた人に適しています。

練習の方法は両手0度の練習（小座布団で支える方法）とほぼ同じです。背もたれに上体をつけたまま練習します。なるべく椅子を机に近づけて、上体が倒れても安全なようにして練習します。

肘かけがついた椅子に座って練習すれば、より安全です。

上体が少ししっかりしてきたら、背もたれから離して、少しずつ上体を前に倒す練習を加えていきます。

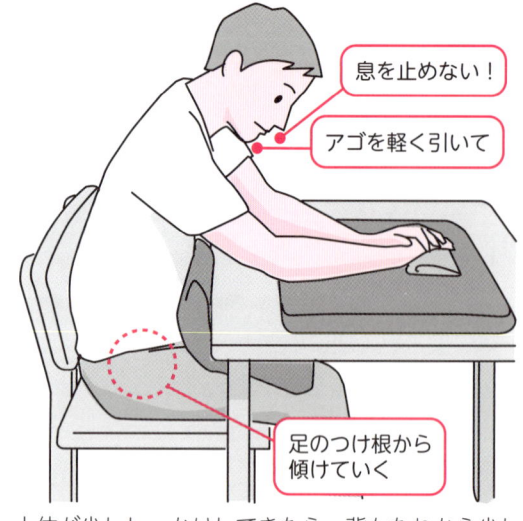

息を止めない！
アゴを軽く引いて
足のつけ根から傾けていく

上体が少ししっかりしてきたら、背もたれから少しずつ離して練習します。

● **肩や肘が硬くなっていて、健側の腕で動かしても、少ししか動かせない人**

長期間動かさなかったり、痛みがあったりして、肩や肘が硬くなって、動かしにくく、十分伸ばせない人に適しています。

練習の方法は、両手0度の練習（小座布団で支える方法）とほぼ同じです。伸ばせる範囲（距離）を、ゆっくり、ゆるゆる、そっと動かします。

最初は、短い距離を少しずつ、**前後に**動かし、無理をせずに、ゆっくりと動かします。動かしているうちに、少しずつ硬さが取れて動かしやすくなっていきます。動かせる範囲が少しずつ広くなっていきます。そして、洋服を着たりするのが、少しずつ楽になっていきます。

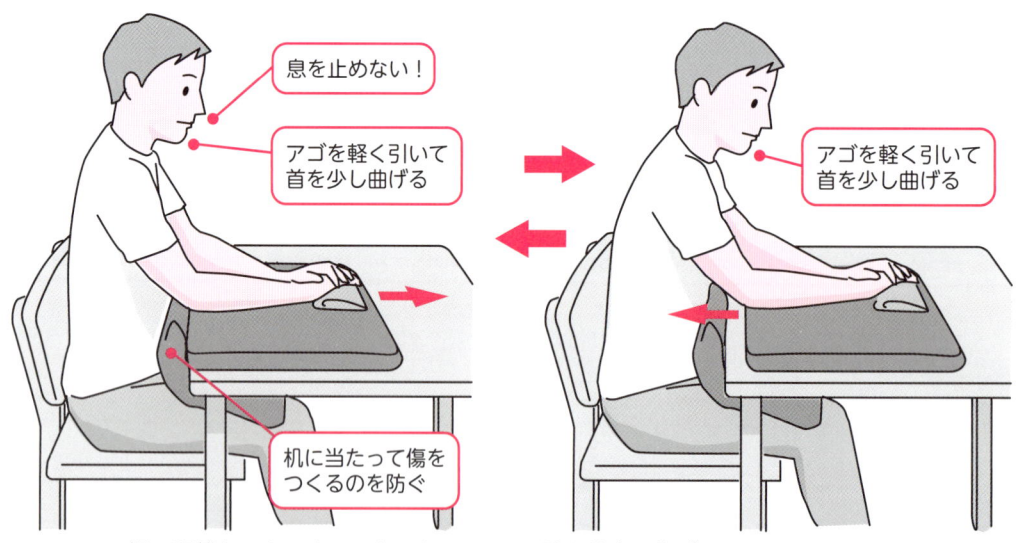

息を止めない！
アゴを軽く引いて首を少し曲げる
机に当たって傷をつくるのを防ぐ
アゴを軽く引いて首を少し曲げる

短い距離を、ゆっくり、ゆるゆる、そっと腕を前方へ伸ばし、戻してきます。

! **上体の筋力が少しずつ強くなり、座っている力を高める**

この練習は、手を前に伸ばしていく時には、腕の筋肉とともに、腹筋などの上体の前面の筋肉が、手を戻してくる時には、上体の背面の筋肉が働きます。

このようにして上体の筋力を少しずつ改善させて、**座っている力を高める**練習になります。

片手のモビング
片手0度（水平位）の練習

7 片手のモビングの練習方法

1 片手0度（水平位）の練習
〈肩肘（かたひじ）の機能ステップが4〜6の人の練習〉

　麻痺側の腕を自力で、片手で動かします。麻痺のある腕が、使えるようになるための第1歩です。

(1) 練習する時の留意点

① **肩肘の機能ステップが4の人は、動かす感じを覚えるように練習する**
　肩肘の機能ステップが4の人は、動かす感じを少しずつ覚えていきます。

② **機能ステップが5、6の人は、正しい腕の使い方を覚えるように練習する**
　肩肘の機能ステップが5、6の人は、腕に余分な力が入っているなどして、上手に使えていないことがあります。**意識して、ゆっくりと、丁寧に、正しい腕の使い方を覚え**ていきます。

> ❗ **練習に入る時の注意！**
> 　肘をまっすぐまで伸ばせない時は、原則として片手0度の練習はしません（Q&A 13「肘がまっすぐになるまで伸ばして練習する、…」⇨140ページ）。

(2) 練習の順序

●準備
　両手0度（水平位）にほぼ同じです。
　手の開始の位置が、上体の横になります。そのため、目標がわかるものを置く位置が、変わります。

> ❗ **健側の手を腰の後ろに**
> 　健側の手を太ももの上に置くと、健側の腕を突っ張って、上体を前に傾けにくくなります。健側の肩の力を抜いて、手を腰の後ろ、中心付近に置いて練習します。こうすると背すじを伸ばしやすくなります。
> 　また、健側の肩が挙がり、麻痺側より前に出てくると、麻痺側の腕の動きを妨げやすいです。手を腰の後ろ、中心付近に置くことによって、防ぎましょう。

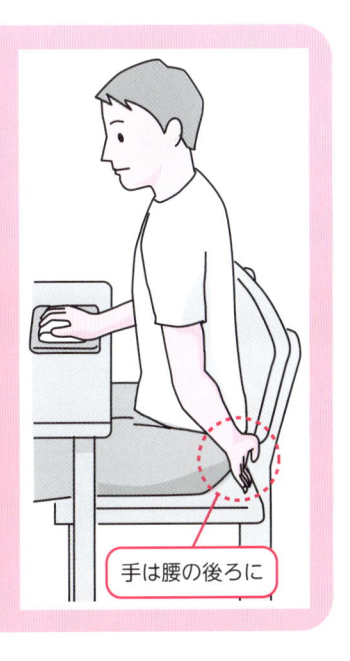

手は腰の後ろに

第4章　●腕を伸ばすモビングの練習

47

> **肘に注意！──肘が机に当たってケガをしないように**
> **腕を横に挙げる力が十分でない人に**
>
> 　手を前の方に伸ばして、上体を前に傾けていった時に、腕を横に挙げる力が十分にない人では、肘が机の角に当たり、ケガをすることがあります。
> 　大きめのタオル（バスタオル）などを、手から肘までの下に敷いて、当たっても大丈夫なようにして練習します（⇨37ページ）。

● 練習の順序

❶ **開始の位置に、手を置く**

　手を机の上に置いたタオルの上にのせます。
　手の下には、手のアーチ（⇨7ページ）をつくるように畳んだタオルを置きます。
　タオルの上にのせた手を、肩の先端（肩峰）の延長線上に持っていきます。
　肘（腕）を脇につけます。

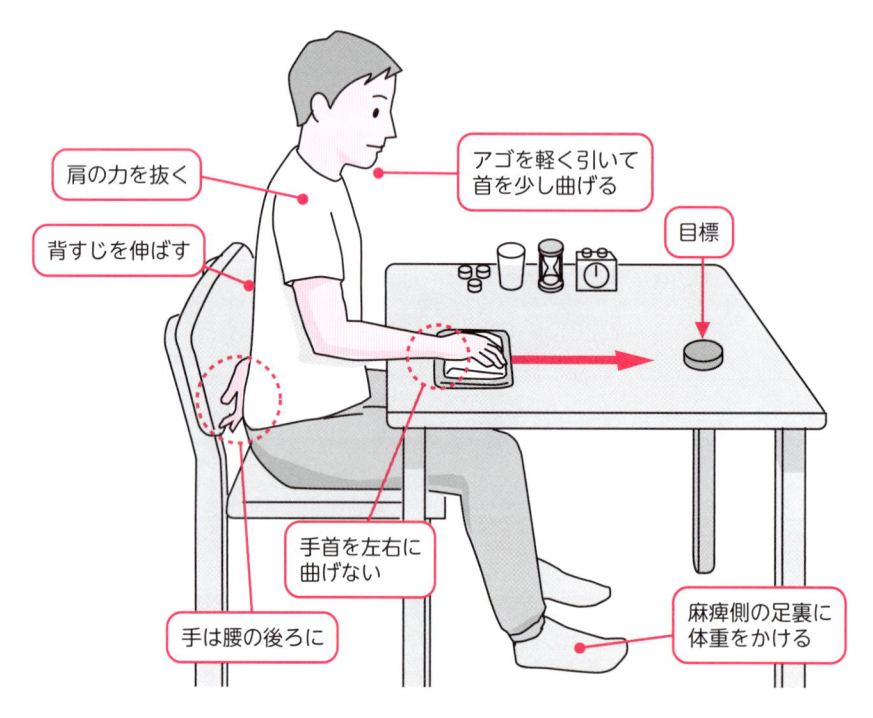

- 肩の力を抜く
- 背すじを伸ばす
- アゴを軽く引いて首を少し曲げる
- 目標
- 手首を左右に曲げない
- 手は腰の後ろに
- 麻痺側の足裏に体重をかける

❷ **伸ばしていく**

　手を、机の上を目標に向かって、まっすぐ前の方へ、ゆっくりと滑らせるように、腕を伸ばしていきます。
　伸ばしていくにつれて、腕を、少し（脇にこぶし1つ入るぐらい）横に開いていきます。
　伸ばしていくと一緒に、上体を、手の動きにつれて、自然に、前に**約20〜30度**傾けていきます。
前に倒れ過ぎないように注意します。
　手首は、まっすぐにして、左右に曲げないようにします。
体重が麻痺側の足裏により多くかかっているように注意します。

片手のモビング
片手0度（水平位）の練習

息を止めないで息を吐きながら

アゴを軽く引いて首を少し曲げる

手首を左右に曲げない

足のつけ根から傾けていく

麻痺側の足裏に体重をかける

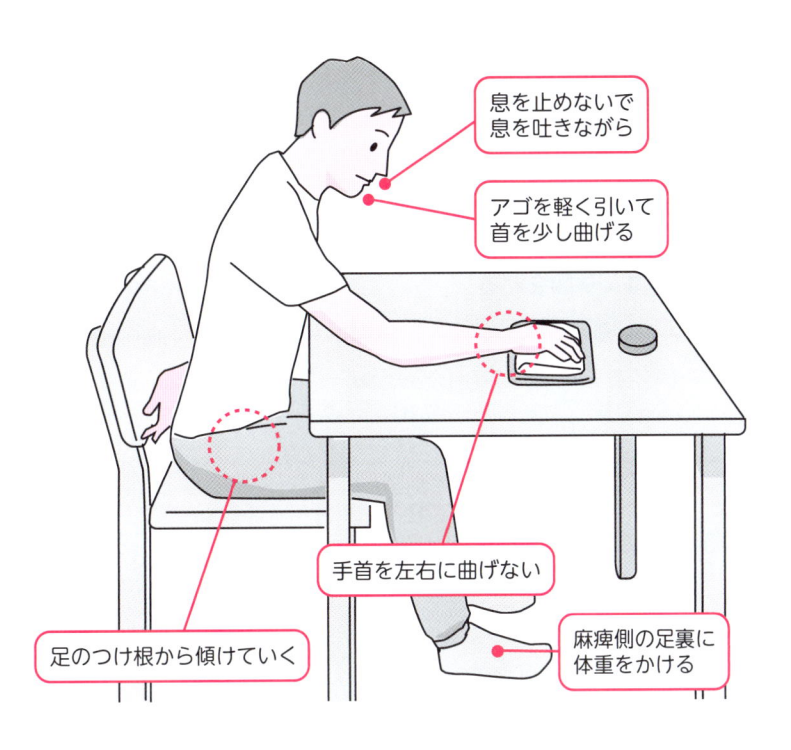

❸ **伸ばした位置で、2秒間そのままにしている**

腕を目標まで伸ばしていったら、最後は肘をまっすぐまで伸ばしているように注意します。
目標の位置がずれていれば、修正します。
伸ばした状態で約2秒間そのままでいます。

※**肘が硬くて（関節の可動域制限があって）、まっすぐまで伸ばせない人**は、伸ばせる範囲で十分に伸ばします。

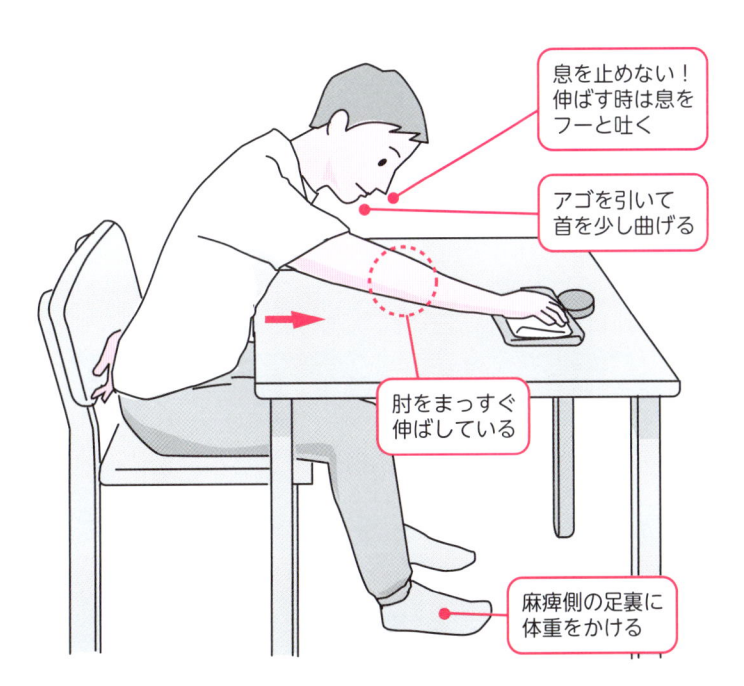

息を止めない！伸ばす時は息をフーと吐く

アゴを引いて首を少し曲げる

肘をまっすぐ伸ばしている

麻痺側の足裏に体重をかける

❹ **戻してくる**

手を自分の身体の方へ戻してきます。肩と肘の力を抜きながら、**肘からゆっくりと曲げてきます。**
一緒に、上体をゆっくり起こしてきます。この時に、**肩が挙がらないように**注意します。

やりすぎに注意

第4章　●腕を伸ばすモビングの練習

❺ 始めの位置に戻し、休む

手を開始の位置に戻します。上体が垂直になります。
肘を脇につけます。肩の力を抜きます。
そのまま約2秒間休みます。

❻ 「❷」から「❺」を繰り返す。休憩をとる

❷から❺を、決めたセットの回数、繰り返します。
1セットが終わったら、1分間の休憩をとります。

> やりすぎていませんか!
> 練習時間を守りましょう

> **❗ 片手での練習が難しいと感じたら、健側で練習してみましょう**
>
> 　片手（麻痺側の腕）だけの練習で、よくわからない、上手にできないと思うことが出てくるかもしれません。その時は、健側の腕で練習して、動かし方を覚えてから、麻痺側で行うと上手にできるようになります。

片手のモビング
片手0度（水平位）の練習

> ❗ **肘をまっすぐまで伸ばせない時に"少しだけ"試してみる**

練習の中で、書かれている方法では、肘をまっすぐまで伸ばせない時に、"少しだけ試してみる方法"です。

①板の側面を沿わせる方法── 腕が内側に入ってしまう時に

板の側面を、沿わせるようにして、伸ばしていきます。沿わせる時に、親指が板に当たらないように、手の**一番下**に敷くタオルを、板と同じ厚さになるようにします。親指が、板の側面に当たらず、浮き上がるようにするためです。

また、滑りやすくするために、タオルの下から板の横に当たる部分に滑りやすい布、例えば、化繊の風呂敷などを敷きます。

板の下には滑り止めシートを敷き、1kgぐらいの重さのもの（砂糖や塩の入った袋を、破れないようにビニールなどで包んだものなど）をのせます。**内側に入ろうとする手の力が強いと、板が動いてしまう程度の重さ**です。

板が動くと、無理に力を入れて練習しているのがわかります。無理に運動するのを防げます。
板が動いてしまう時は、この方法での練習は中止します。

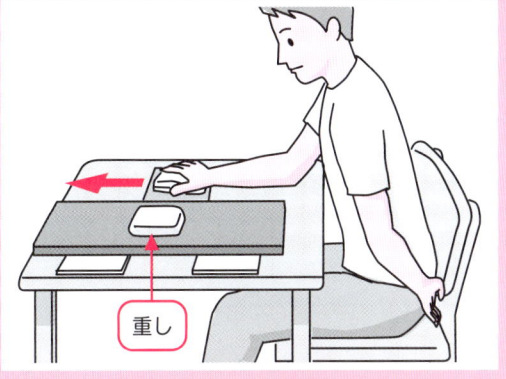

重し

板に沿わせるようにして前方に伸ばします。

②健側の手で軽く助ける方法── 腕が内側に入ってしまう時に

腕を伸ばしていく時に、内側に入ってしまう時には、健側の手で麻痺側の手を軽く外側へと押して、まっすぐ前の方に伸ばせるように助けます。

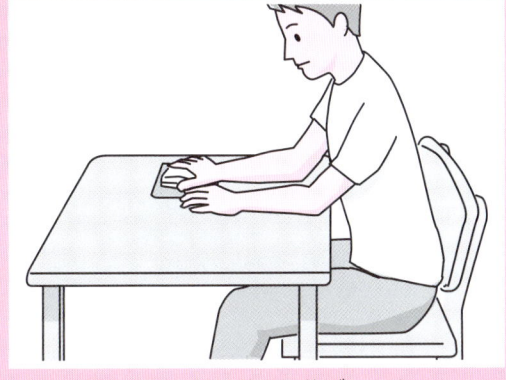

健側の手で軽く助けて伸ばします。

③健側の手で支えて行う方法── 肘が十分に伸びない時に

腕を伸ばしていって、最後のところ近くまで伸ばせるが、肘をまっすぐまで伸ばせない時に行える方法です。

健側の手で、麻痺側の肘を下から支えて、腕を伸ばすのを助けます。麻痺側の腕に、肘をまっすぐまで、十分に伸ばす感覚を取り戻してもらうためです。

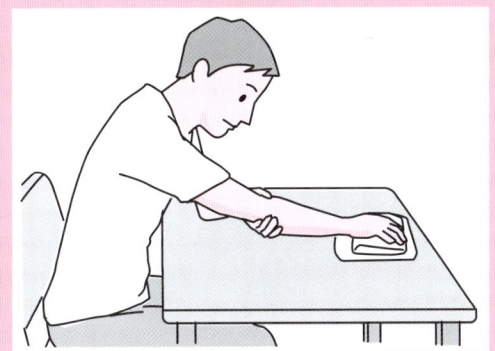

健側の手で、麻痺側の肘を下から支えて伸ばします。

第4章 ● 腕を伸ばすモビングの練習

2 片手5度の練習
〈肩肘（かたひじ）の機能ステップが4〜6の人の練習〉

腕全体に伸ばす力をつけていきます。

(1) 練習する時の留意点

①片手0度の練習が、十分にできるようになってから練習する

台に5度とわずかな傾斜がついただけの練習ですが、腕が改善している程度（状態）によっては、練習は大変になります。

片手0度（水平位）での練習が、十分に、完全に練習できるようになった時点で行います。

> **！ 注意！　角度を上げた時に**
>
> 無理をして練習していると、腕が良くなるのを妨げ、悪くなっていきます。注意しましょう。
> ①十分に、完全に、肘がまっすぐまで伸びているか、確かめます（Q&A 14「肘がまっすぐになるまで伸びているかの確認は、…」 ⇨140ページ）。
> ②上体を健側の方に傾けたり、肩を挙げるなど、間違った姿勢をとっていないか、確かめます。
> 　腕を動かしている側（**麻痺側**）の足裏に、**より多く体重がかかって**いれば、このような姿勢にはなりません。
> 　**前方に鏡を置いて、確認するとよいです。**

(2) 練習の順序

●準備

①もの（道具と物品）の準備

板と、傾斜をつけるもの（本など）、台の傾斜（角度）を測るもの（角度計）、滑り止めシートが必要になります（⇨29ページ）。

②板に角度をつける

机の上に板を置きます。板は、**麻痺側の肩の先端（肩峰）の延長線と板の幅の中心が一致し、身体と直角になる位置**に置きます。

板の遠方の端の下に、5度の傾きになるように、角度をつけるもの（本など）を置きます。

机と板の手前端の間、机と角度をつけるものの間、角度をつけるものと板の間に滑り止めシートを敷きます（図-a）。

なお、練習レベルによっては、大きな角度まで練習するので、モビング台を使います。その時も、10度より小さい角度をつけるのは、中板（中間にある角度をつける板）での調整は難しいため、本などを挟んで角度をつけます（図-b）。

片手のモビング
片手5度の練習

●5〜10度の角度のつけ方

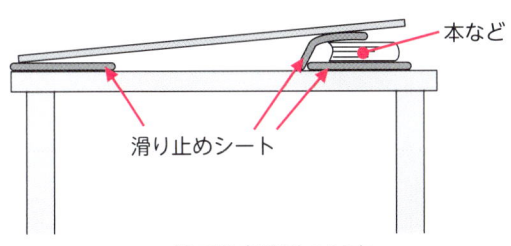

モビング台　　本など
滑り止めシート

a. 板での角度のつけ方 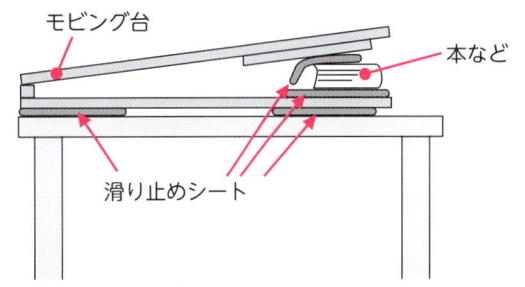　　b. モビング台での角度のつけ方

●練習の順序

❶開始の位置に、手を置く

角度が5度上がっている台の手前端の中心に置いたタオルの上に、手をのせます。
手の下に手のアーチ（⇨7ページ）をつくるように畳んだタオルを置きます。
肘（腕）を脇につけます。

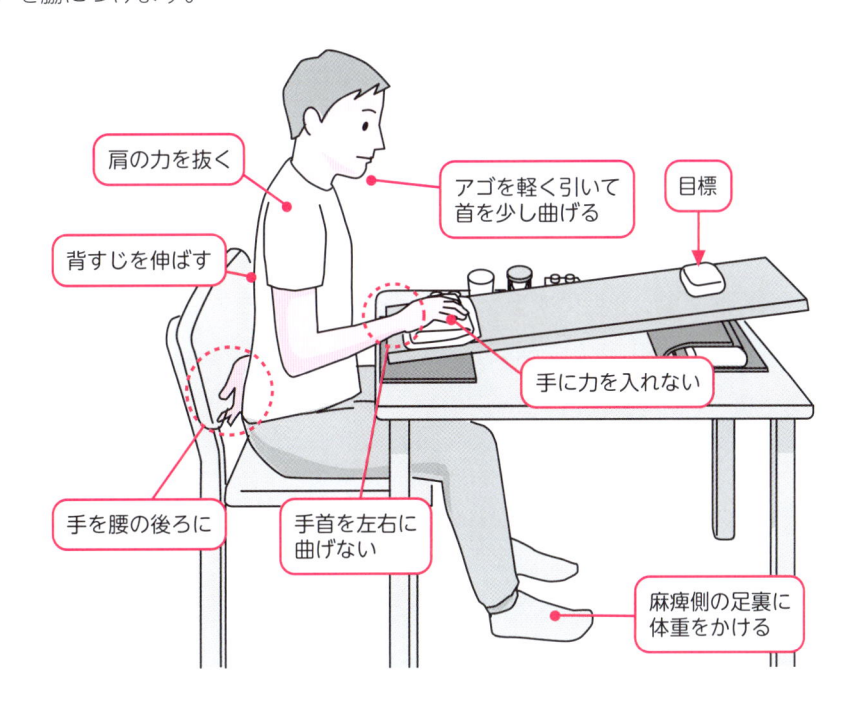

- 肩の力を抜く
- アゴを軽く引いて首を少し曲げる
- 目標
- 背すじを伸ばす
- 手に力を入れない
- 手を腰の後ろに
- 手首を左右に曲げない
- 麻痺側の足裏に体重をかける

❷伸ばしていく

手を、台の中央を、ゆっくりと滑らせるように、目標に向かって腕を伸ばしていきます。
伸ばしていくにつれて、腕を、少し（脇にこぶし1つ入るぐらい）横に開いていきます。
伸ばしていくと一緒に、上体を、手の動きにつれて、自然に、前に、**約20〜30度**傾けていきます。
前に倒れ過ぎないように注意します。
手首は、まっすぐにして、左右に曲げないようにします。
体重が麻痺側の足裏に、より多くかかっているように注意します。

やりすぎに注意

第4章 ●腕を伸ばすモビングの練習

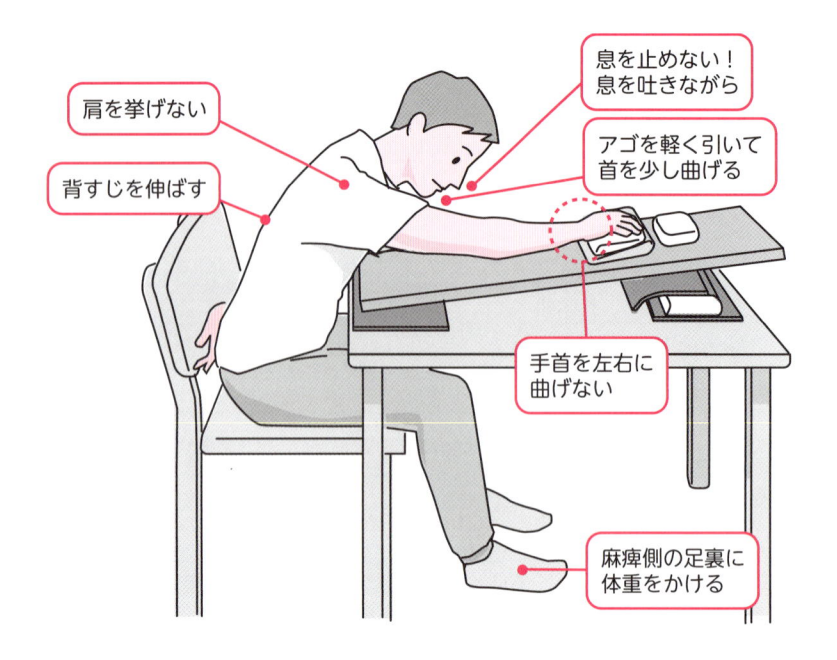

肩を挙げない
背すじを伸ばす
息を止めない！息を吐きながら
アゴを軽く引いて首を少し曲げる
手首を左右に曲げない
麻痺側の足裏に体重をかける

❸ **伸ばした位置で、2秒間そのままでいる**
片手0度の❸と同じです。

> やりすぎていませんか！
> 練習時間を守りましょう

以下は、片手0度の⇨❹戻してくる、⇨❺始めの位置に戻し、休む、⇨❻繰り返す、と同じです。

❗ 角度（傾斜）を2度、3度にする

　腕の力の改善がゆっくりで、腕を最後まで挙げられずに、肘をまっすぐまで伸ばせずに、**5度はきつい、大変と思った時に試してみます。**

　角度を0度から5度まで上げないで、2度、3度など、小さく角度を上げて、試しながら練習します。

片手のモビング
片手10度の練習
片手15度〜25度の練習

3　片手10度の練習

　練習方法は、板の角度を10度に変えて練習するのが、片手5度での練習と異なるだけで、他は同じです。
　ただし、板の傾斜（角度）が上がる分、練習は大変になります。注意事項を守って、無理をせずに、慎重に練習してください。

> **！ 角度を7度、8度にする**
>
> 　片手5度と同じように、腕の改善がゆっくりな人は、角度を5度から10度まで上げないで、7度、8度など、小さく角度を上げて練習します。

4　片手15度〜25度の練習

(1) 練習する時の留意点

① モビング台とモビング用ブロックを使って練習する
　この角度からは、**モビング台を使用して**練習をします。本などを使って、板に角度をつけるのは、練習中に板が不安定になって危険なためです。
　また、**モビング用ブロックを使用して**練習します。角度が大きくなるとモビング用ブロックを使って練習する方が、練習しやすいです。

② 丁寧に、正確に練習するように注意する
　角度を上げていくと練習が大変難しくなります。姿勢が崩れて、肘をまっすぐになるまで完全に伸ばすのが大変になります。
　丁寧に、正確に練習するように注意しましょう。

③ 25度を超える練習はしない
　練習は、角度25度までです。これ以上は増やしません（Q&A 18「モビングの角度は、なぜ25度までなのですか」 ⇨ 141ページ）。
　25度を繰り返し、丁寧に、正確に行うことで、腕の力は改善します。

(2) 練習の順序

● 準備
　モビング台とモビング用ブロック（⇨ 27、29ページ）を使用する他は、片手5度の練習と同じです。
　なお、板の傾斜が大きくなるので、目標のわかるものが、滑り落ちてしまうかもしれません。その場合は、下に滑り止めシートを置くとよいです。

第4章　腕を伸ばすモビングの練習

●練習の順序
❶ 開始の位置に、モビング用ブロックをつけた手を置く

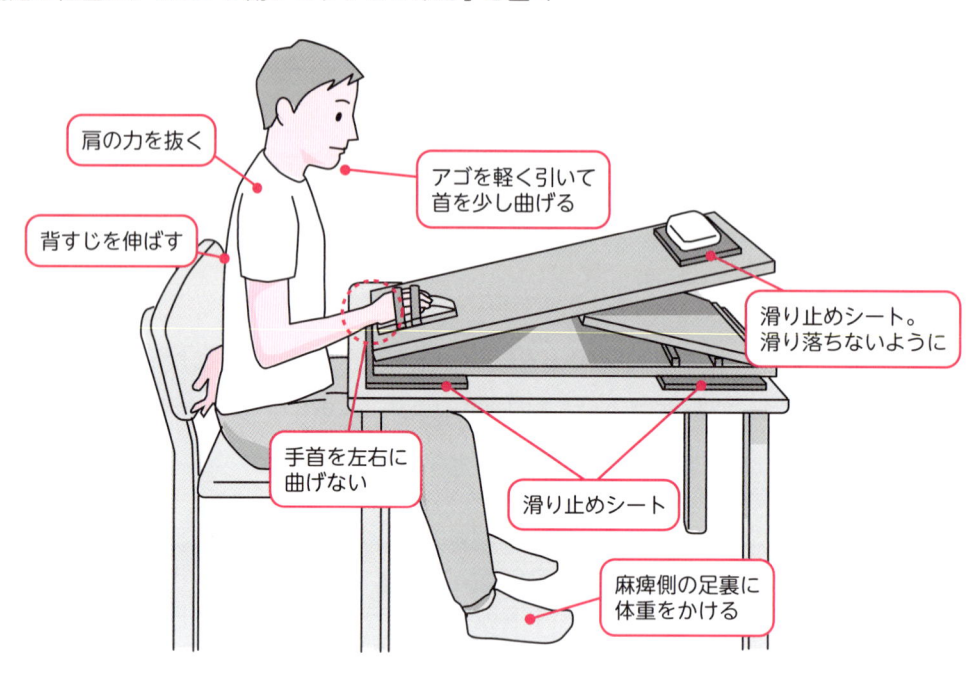

- 肩の力を抜く
- アゴを軽く引いて首を少し曲げる
- 背すじを伸ばす
- 滑り止めシート。滑り落ちないように
- 手首を左右に曲げない
- 滑り止めシート
- 麻痺側の足裏に体重をかける

❷ 伸ばしていく

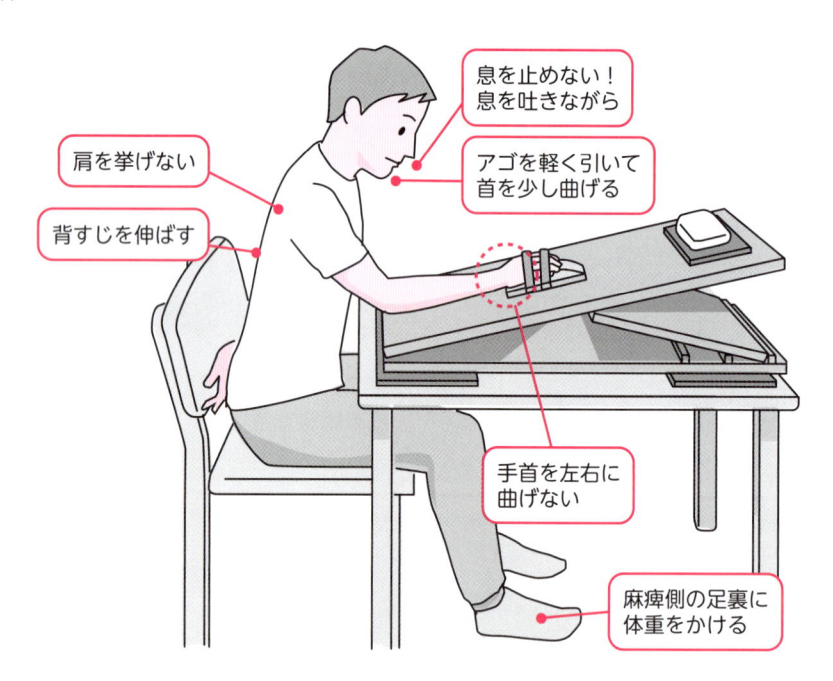

- 息を止めない！息を吐きながら
- 肩を挙げない
- アゴを軽く引いて首を少し曲げる
- 背すじを伸ばす
- 手首を左右に曲げない
- 麻痺側の足裏に体重をかける

片手のモビング
片手15度〜25度の練習

❸ 腕をまっすぐ伸ばした位置で、2秒間そのままでいる

※腕を伸ばした時に、確かめたくて、つい手の方を見て、アゴを挙げてしまいます。注意します。

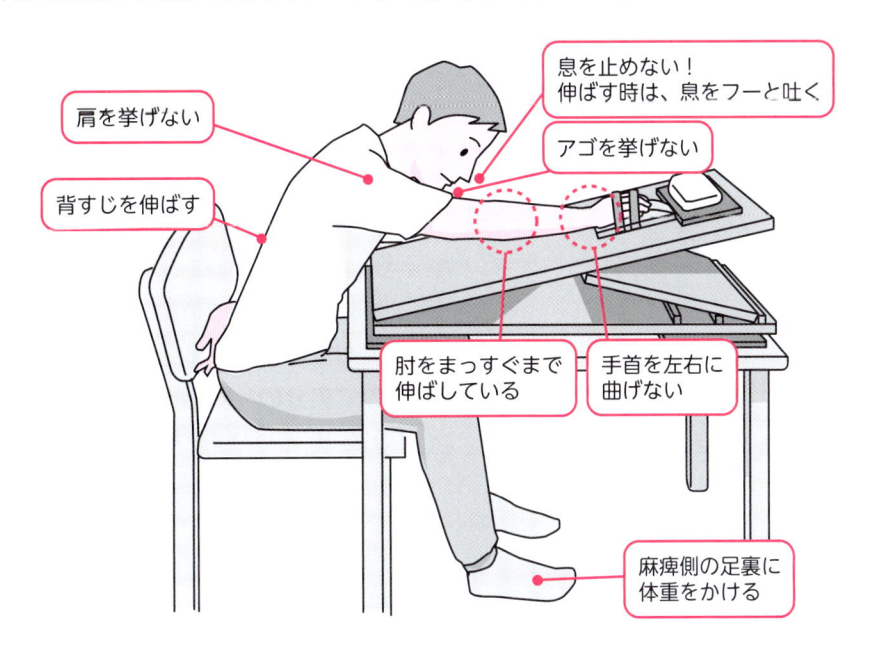

- 息を止めない！伸ばす時は、息をフーと吐く
- アゴを挙げない
- 肩を挙げない
- 背すじを伸ばす
- 肘をまっすぐまで伸ばしている
- 手首を左右に曲げない
- 麻痺側の足裏に体重をかける

以下は、片手０度の ⇨ ❹戻してくる、⇨ ❺始めの位置に戻し、休む、⇨ ❻繰り返す、と同じです。

やりすぎていませんか！
練習時間を守りましょう
"疲れのサイン"は出ていませんか？

第4章 ● 腕を伸ばすモビングの練習

57

8 練習の進め方

練習の進め方の（1）と（2）の2つの約束は、「5章 つまみと握りの練習」でも同じです（(1)－⑧を除く）。

約束を守って練習してください。

（1）練習計画のつくり方の約束

練習を始めるには、まず、練習計画をつくる必要があります。
この練習計画をつくっていく時に守っていただきたいことをまとめました。
なお、練習が進んで、練習計画をつくり変える時には、改めて見直してください。

① **「練習計画表」をもとに、月ごとの"自分の"練習計画をつくる**
- 練習計画表は、お一人おひとりの状態に合わせて、練習の内容を変えられるように、角度やセット数、セットの回数などに、幅（範囲）を設けてつくってあります（1か月目 ⇨62ページ）。

  ※**セットとは**：休憩を入れずに、繰り返し練習する練習の単位をいいます。
- それをもとに**1か月間の、自分の練習計画**をつくります。
- 途中で腕の状態が改善しても、**1か月間は変更しません。**

② **「練習計画表」は週5日用なので、練習日数を決めてから練習計画をつくる**
- 練習計画表は、週に5日以上練習する人に向けてつくられています。
- それより少ない日数で練習する人は、まず練習日数を決めます。そして、同じ練習内容を2か月間続けるなど、**慎重**に練習を進めます。

③ **無理のない練習計画をつくる**
- **痛みが出たり、曲がるのが強くなったりして、腕の動きを悪くしないように、**練習の内容を決める時の留意点（⇨22ページ）を参考にして、**少ないセットの回数やセット数から始めます。**
- 麻痺側の腕は、**一度、悪く**すると、なかなか元に戻すのが難しいからです。
- 練習計画を**変更する時**も、あわてて、**たくさん増やさず**に、無理をせず、少しずつ、慎重に、増やしていきます。

④ **練習時間内で練習計画をつくる**
- 1か月ごとの練習計画表には、練習時間が決められています。この時間の範囲内で練習計画をつくります。

⑤ **各セットの回数は全て同じ数にして練習計画をつくる**
- 各セットの中で、"一番少ないセットの回数"に合わせて、**全てのセットで同じ**にします。

⑥ **各セットの間には1分間の休憩を入れて練習計画をつくる**
- 各セットの間には、必ず1分間の休みを入れます。

⑦ **練習時間の中に、休憩の時間を入れて練習計画をつくる**
- 決められた練習時間の中には、休みの時間が入っています。

⑧ **モビングでは、片手0度まで戻ってくるようにして練習計画をつくる**
- 片手5度以上の角度を練習する人は、一番高い角度まで上がったら、今度は、各角度を1セットずつ、片手0度まで**戻します**（次ページの図参照）。
- 練習計画をつくる時には、この"戻し"のセット数を入れるのを忘れないようにします。

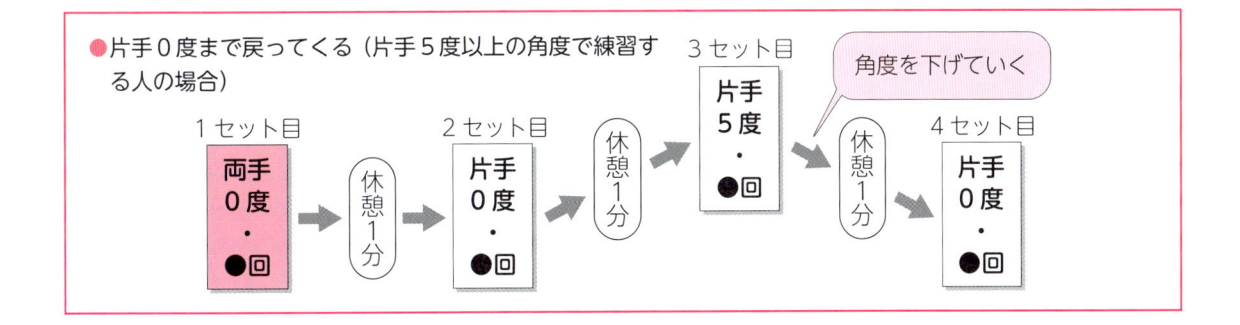

●片手0度まで戻ってくる（片手5度以上の角度で練習する人の場合）

1セット目　両手0度・●回　→　休憩1分　→　2セット目　片手0度・●回　→　休憩1分　→　3セット目　片手5度・●回　→　休憩1分　→　4セット目　片手0度・●回

角度を下げていく

⑨ "疲れのサイン" が出た時は、途中で練習計画を変更する
- 練習計画を決めた後で、"疲れのサイン"（⇨24ページ）が強く出るようになったら、1か月経っていなくても、練習計画を**よりやさしく**つくり変えます。
- 練習計画をつくる時に、無理をし過ぎたのです。腕や手を伸ばしにくくなって、腕の状態を**悪くしないように**、**素早く**つくり変えましょう。

(2) 練習の進め方の約束

練習する時に守っていただきたいことをまとめてあります。キチンと目をとおしておいて、練習を始めてからも、ときどき見直してください。

① 週に5日は練習する
- 時間が短く、少ない練習量であっても、毎日続けることが大切です。
- 土・日曜日は休んでも、**週に5日は練習**しましょう。

② 練習時間内で練習する
- 練習時間は、1か月ごとに決められています。この時間内で練習します。
- 毎日の練習で、決められた練習時間が過ぎたら、練習の途中であっても終わりにします。

③ 各セットの間は、必ず1分間休憩をとる
- 1セット終わったら、砂時計などで測って、必ず1分間休みます。
- 手は、休みの間、疲れがとれるように、机の上や膝の上など、楽な位置に置きます。
- **肩周囲の筋力が弱くなっている人**は、肘が宙に浮かないように、机の上に麻痺側の腕を置くなどして支えるようにします。

④ 角度や動作を変える時は、肘の伸びに注意する
- 肘をまっすぐになるまで、十分に伸ばせているかを、確認しながら練習します（Q&A 14「肘がまっすぐになるまで伸びているかの確認は、…」⇨140ページ）。

⑤ "疲れのサイン" が出たら休む、中止する
- "疲れのサイン"（⇨24ページ）が出たら、直ちに休みを1分間とります。身体を柔軟にする練習（⇨97ページ）も行います。**この練習の時間は、練習時間に含めません。**

それでも、"疲れのサイン" がなくならない時は、練習を中止します。

⑥ 練習記録をつける
練習が終わったら、練習した方法やセットの回数などの**記録**を忘れずにつけます（⇨152ページ）。

1か月ごとの練習計画のつくり方

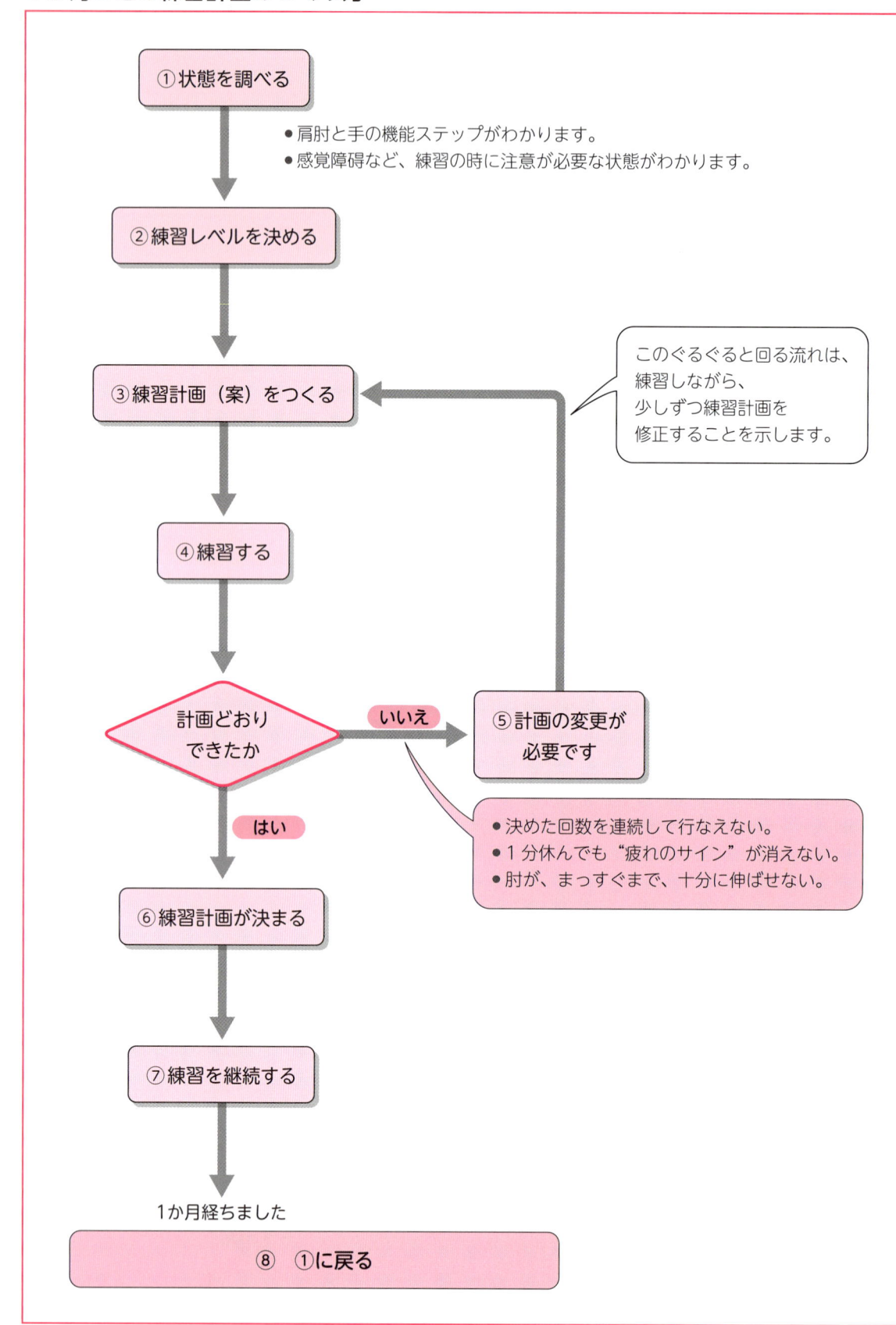

① 状態を調べる
- 肩肘と手の機能ステップがわかります。
- 感覚障碍など、練習の時に注意が必要な状態がわかります。

② 練習レベルを決める

③ 練習計画（案）をつくる

このぐるぐると回る流れは、練習しながら、少しずつ練習計画を修正することを示します。

④ 練習する

計画どおりできたか
- いいえ → ⑤ 計画の変更が必要です
- はい ↓

⑤ 計画の変更が必要です
- 決めた回数を連続して行なえない。
- 1分休んでも"疲れのサイン"が消えない。
- 肘が、まっすぐまで、十分に伸ばせない。

⑥ 練習計画が決まる

⑦ 練習を継続する

1か月経ちました

⑧ ①に戻る

①**状態を調べる**（3章－2　障碍の程度を確認　⇨14ページ）

②**練習レベルを決める；モビングでの練習レベルの決め方**
　練習に使う段階を練習レベルと呼びます。モビングでは、肩肘の機能ステップ、手の機能ステップの段階の、**小さい方の機能ステップと同じ数**を、"**練習レベル**"として、練習します。
　例えば、肩肘の機能ステップが6で、手の機能ステップが4であれば、4の練習レベルで行います。

●モビングの練習レベルの決め方の例

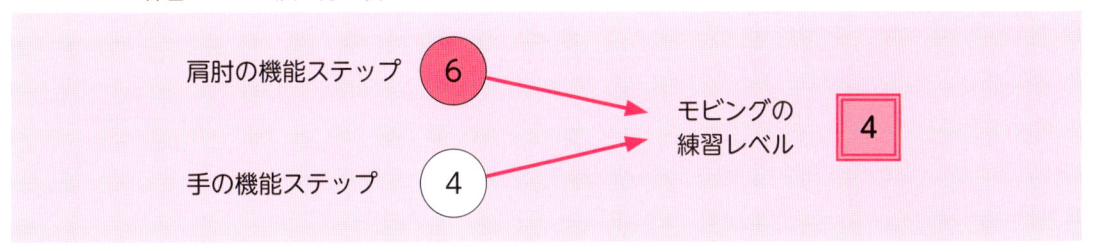

　肩肘の機能ステップ　⑥
　　　　　　　　　　　　　→　モビングの練習レベル　[4]
　手の機能ステップ　　　④

③**練習計画をつくる**
　練習レベルごとに、1か月間ごとの角度とセット数などが決められています。お一人おひとりの状態に合わせて、**自分の練習計画**をつくります。

④〜⑦**練習する、計画の修正をする、練習計画を決める、練習を継続する**
　実際に練習して、練習計画どおりできたかをみながら、修正を加えます。少しずつ試行錯誤を繰り返し、その期間の**自分の練習計画**を決めます。
　一度、練習計画を決めたら、楽だと感じても、練習計画の内容を変えないで、続けて、同じ練習計画で練習します。
　しかし、**大変だとわかったら、素早く、変更**します。

⑧**1か月経ったら、状態を調べて、新しい練習計画をつくる**

(3) 練習開始時から1か月間の練習の進め方

この期間は、**練習に慣れる**ことを大切にします。

腕の改善の練習を、何か月間かしてこなかった人が多いと思います。急に、たくさん動かし始めると、身体への負担が大きくなり過ぎます。焦らずに、**ゆっくりと、慎重に**始めます。

① **練習計画表**

<table>
<tr><th rowspan="2" colspan="3">角度とセット数</th><th colspan="4">練習レベル</th></tr>
<tr><th>1〜3</th><th>4</th><th>5</th><th>6</th></tr>
<tr><td colspan="2">両手0度</td><td>3〜5</td><td>3〜5</td><td>2〜5</td><td>1〜3</td></tr>
<tr><td rowspan="6">片手</td><td>0度</td><td></td><td>0〜2</td><td>0〜3</td><td>1〜5</td></tr>
<tr><td>5度</td><td></td><td></td><td>0〜1</td><td>0〜3</td></tr>
<tr><td>10度</td><td></td><td></td><td></td><td>0〜1</td></tr>
<tr><td>5度</td><td></td><td></td><td></td><td>0〜1</td></tr>
<tr><td>0度</td><td></td><td></td><td>0〜1</td><td>0〜1</td></tr>
<tr><td colspan="2">(両手0度)</td><td></td><td>(0〜1)</td><td>(0〜1)</td><td>(0〜1)</td></tr>
<tr><td colspan="2">練習時間</td><td colspan="4">5〜10分</td></tr>
<tr><td colspan="2">各セットの回数</td><td colspan="4">3〜5回</td></tr>
<tr><td colspan="2">セット数の合計</td><td colspan="3">3〜5セット</td><td>3〜6セット</td></tr>
</table>

> ❗ **練習レベル4〜6の人の両手0度の練習；肘を、まっすぐに、十分に伸ばせるまで**
>
> 両手0度での練習で、腕が硬く、スムーズに動かなかったり、肘を、まっすぐまで、十分に伸ばせなかった時は、伸ばせるまで練習します。
>
> なお、肘が硬くて（関節の可動域制限があって）、肘を完全に伸ばせない人は、その範囲で十分に伸ばせるまで練習します。

> ❗ **角度を上げていく時の注意！！**
>
> **両手0度から片手0度へ、あるいは片手0度から5度へ……、**と角度を上げた時の練習で、肘がまっすぐまで、十分に伸びていなければ、つまりわずかでも肘を伸ばせていなければ、1つ前の角度に戻します。
>
> **肘が完全に伸びているかの確認方法**は、140ページ（Q&A 14）を。

② 表の読み方

　練習レベルごとの練習計画をつくる時に、"練習計画をつくれる範囲"を書いてあります。

　練習する人は、同じ練習レベル（⇨34ページ）であっても、お一人おひとりの状態によって、練習計画は異なるからです（⇨22ページ）。

- **表の読み方**
    - 練習計画表は、**練習レベルの枠ごとに**、上から下へと、やさしい練習から、より難しい方へと順々に進めます。
    - 表の角度とセット数の枠は順序を飛ばさないで進めていきます。
- **Ⓐセット数**
    - **練習時間内で**、少なくても練習してほしいセット数から、最も多く練習してもよいセット数の範囲です。
- **Ⓑセット数の「0」とは**
    - 0と、書かれている角度は、自分の状態によっては、練習しない、と言う意です。
    - 「0」にしたら、それ以上の角度には進めません。
- **Ⓒ一番高い角度まで上ったら、戻すためのセット数**
    - 角度をつけて練習する時は、一番高い角度まで上がったら、**1つの角度ごとに1セットずつ、0度まで戻します**（⇨59ページの図を参照）。
- **Ⓓ最後の両手0度は、練習時間・セット数の合計に入れない**
    - 練習で、腕が硬くなっているように感じた人は、最後に、両手0度を行い、硬さをとります。
    - この練習は、"身体を柔軟にする練習"なので、練習時間・セット数の合計に入れません。
- **Ⓔ練習時間の枠内の数字**
    - 休憩を入れた練習時間の範囲です。なお、最後の両手0度の練習は含めません（→Ⓓ）
    - 各セットの間には、**1分間の休み**を、必ずとります。
- **Ⓕ各セットの回数**
    - 練習してよい各セットの回数です。
    - この範囲で何回でもよいです。
    - 各セットの回数は、一番少ないセットの回数に合わせ、**全てのセットで同じ**にします。
- **Ⓖセット数の合計**
    - 各セットを加えた、練習してよいセット数の範囲です。

(4) 練習開始1か月目からの具体的な練習の例

わかりやすいように、単純にしてあります。実際に、練習計画を決める時には、もう少し試行錯誤をして、練習計画を決めるようにします。

① 練習レベル1の例（練習時間；5～10分）

〈最初に試した案〉
- ほとんど腕の動きがないので、各セットの回数を4回、両手0度（**小座布団で支える方法**）を4セットにしました。
- 実際に練習してみると、1セット目の3回を終わって、疲れを感じました。それで、休みをとりました。以後各セット3回にして、その後3セット練習しました。
- ゆっくり動かしたので、**8分**で終わり、ちょうどよいなと思いました。

〈練習計画〉
- **各セット3回、両手0度（小座布団で支える方法）4セット**にしました。

● 練習レベル1の例

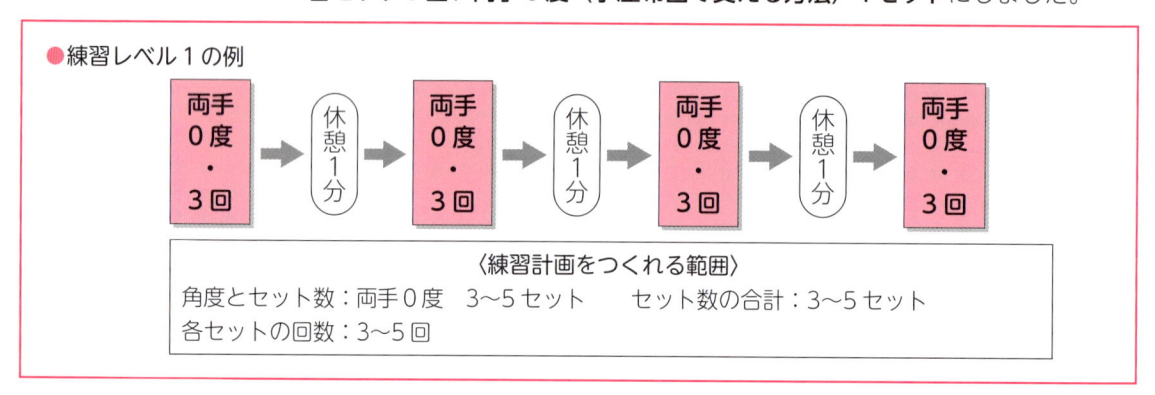

| 両手0度・3回 | → | 休憩1分 | → | 両手0度・3回 | → | 休憩1分 | → | 両手0度・3回 | → | 休憩1分 | → | 両手0度・3回 |

〈練習計画をつくれる範囲〉
角度とセット数：両手0度　3～5セット　　セット数の合計：3～5セット
各セットの回数：3～5回

---

② 練習レベル2の例（練習時間；5～10分）

〈最初に試した案〉
- 各セットの回数を5回、両手0度（**小座布団で支える方法**）を5セット、にしました。
- 実際に練習してみると、3セット目の4回で、"疲れのサイン"（⇨24ページ）が出てしまいました。休みを少し長く、1分30秒とりました。
- 次の4セット目は4回にして行ったところで、ちょうど10分になりました。

〈練習計画〉
- **各セット4回、両手0度（小座布団で支える方法）4セット**にしました。
- 練習した日には、楽にできるように思えるのですが、翌日に、前の日の疲れが残っているように感じたので、**無理をしない**ことにしたのです。

● 練習レベル2の例

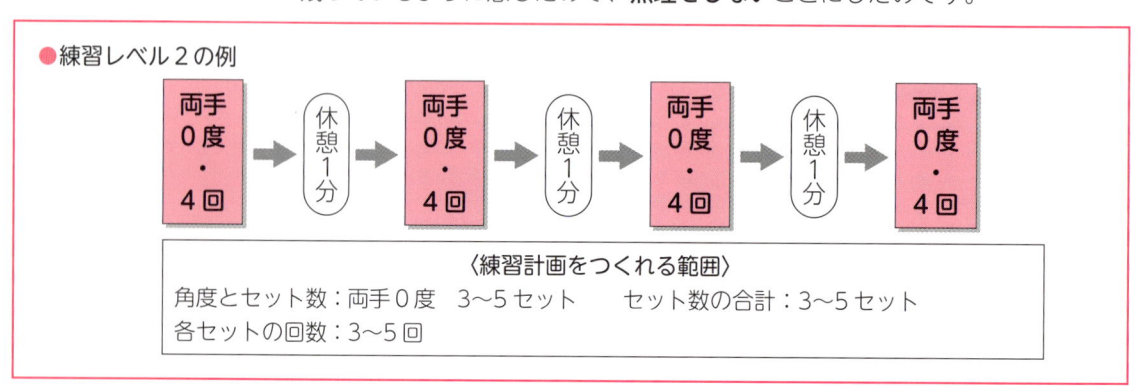

| 両手0度・4回 | → | 休憩1分 | → | 両手0度・4回 | → | 休憩1分 | → | 両手0度・4回 | → | 休憩1分 | → | 両手0度・4回 |

〈練習計画をつくれる範囲〉
角度とセット数：両手0度　3～5セット　　セット数の合計：3～5セット
各セットの回数：3～5回

③ 練習レベル3の例（練習時間；5〜10分）
〈最初に試した案〉
- 各セットの回数を5回、両手0度（**小座布団で支える方法**）を5セット、にしました。
- 実際に練習してみると、1セット目の5回で、腕を伸ばしにくいように感じました。肩も挙がってきて、"疲れのサイン"（⇨24ページ）が出てしまいました。**休憩を少し多く、1分30秒とりました。**
- その後、2セット目からは、セットの回数を4回にして、**ゆっくり動かす**ことにしました。4セット目の3回が終わった時に、10分経ったので、そこで終わりにしました。1セット目の後は、"疲れのサイン"が出ませんでした。

〈練習計画〉
- **各セット4回、両手0度（小座布団で支える方法）4セット**にしました。
- ※この期間は、慎重にして、腕を伸ばしにくいと感じた時は、3セットで終わりにすることもありました。

●練習レベル3の例

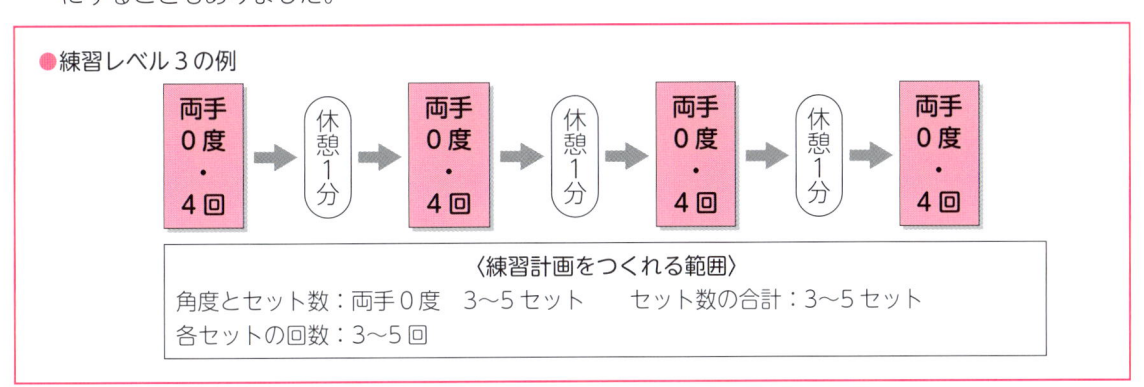

両手0度・4回 → 休憩1分 → 両手0度・4回 → 休憩1分 → 両手0度・4回 → 休憩1分 → 両手0度・4回

〈練習計画をつくれる範囲〉
角度とセット数：両手0度　3〜5セット　　セット数の合計：3〜5セット
各セットの回数：3〜5回

④ 練習レベル4の例（練習時間；5〜10分）
〈最初に試した案〉
- 各セット5回で、両手0度を3セット、片手0度を2セット、にしました。腕の動きがぎこちなく感じていたので、ゆっくり動かして練習することにしました。
- 片手0度2セット目に入ったところで、**肘をまっすぐまで、十分に伸ばせないように感じました。**片手は1セットにしようと思いました。ちょうど10分経ちました。
- 腕が硬くなっていると感じたので、**練習時間に含まれない**両手0度を1セット練習しました。"もっとゆっくり動かそう"と思いました。
- 以後の練習では、各セット4回にして行い、肘がまっすぐまで伸ばせました。

●練習レベル4の例

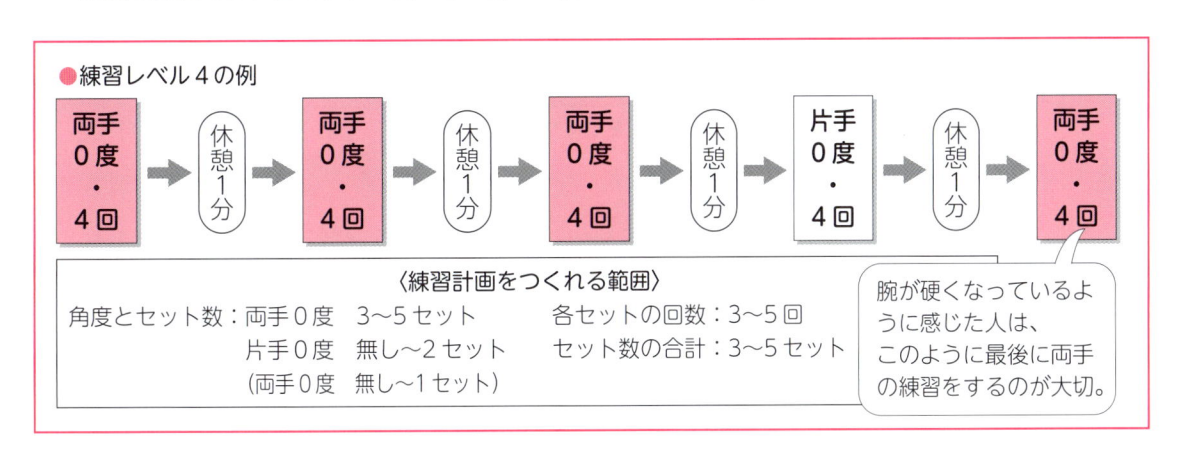

両手0度・4回 → 休憩1分 → 両手0度・4回 → 休憩1分 → 両手0度・4回 → 休憩1分 → 片手0度・4回 → 休憩1分 → 両手0度・4回

〈練習計画をつくれる範囲〉
角度とセット数：両手0度　3〜5セット　　　各セットの回数：3〜5回
　　　　　　　　片手0度　無し〜2セット　　セット数の合計：3〜5セット
　　　　　　　（両手0度　無し〜1セット）

腕が硬くなっているように感じた人は、このように最後に両手の練習をするのが大切。

第4章　●腕を伸ばすモビングの練習

〈練習計画〉
- **各セット4回、両手0度3セット、片手0度1セット**、最後に、使った腕の筋肉の緊張をとるために、**両手0度1セット**にしました。

⑤ 練習レベル5の例（練習時間；5〜10分）

〈最初に試した案〉
- 各セット4回で、両手0度2セット、片手0度1セット、片手5度1セット、片手0度1セット、にしました。
- 実際に練習してみると、片手0度では肘がまっすぐまで、十分に伸び、"疲れのサイン"（⇨24ページ）が出ることなく、順調にできていました。
- しかし、片手5度を練習すると、肘を完全には伸ばせません。それで、少し休み、0度にして練習しました（**角度を上げていく時の注意** ⇨62ページ）。開始から10分経ったので、そこで終わりにしました。

〈練習計画〉
- **各セット4回で、両手0度2セット、片手0度2セット**で練習しました。

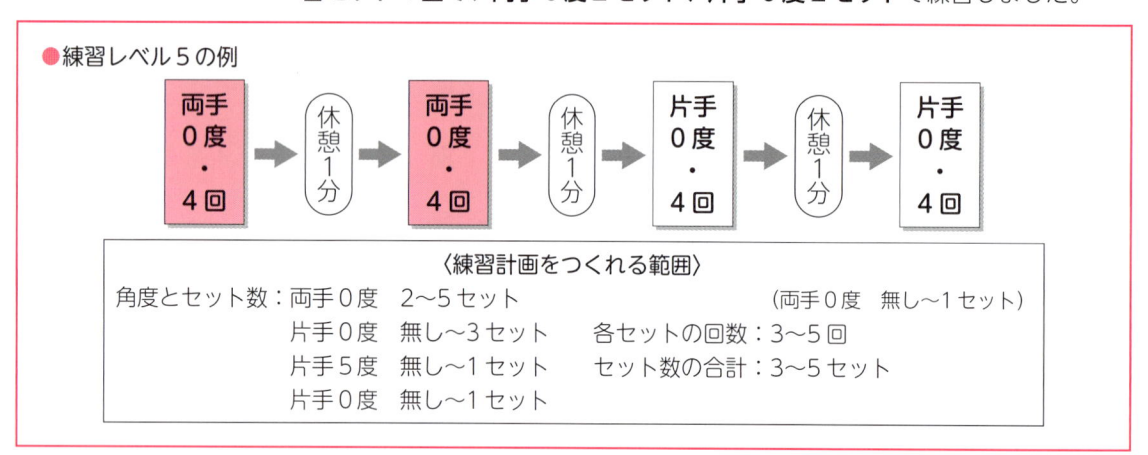

●練習レベル5の例

両手0度・4回 → 休憩1分 → 両手0度・4回 → 休憩1分 → 片手0度・4回 → 休憩1分 → 片手0度・4回

〈練習計画をつくれる範囲〉
角度とセット数：両手0度　2〜5セット　　　　　　　　　　　（両手0度　無し〜1セット）
　　　　　　　　片手0度　無し〜3セット　　各セットの回数：3〜5回
　　　　　　　　片手5度　無し〜1セット　　セット数の合計：3〜5セット
　　　　　　　　片手0度　無し〜1セット

⑥ 練習レベル6の例（練習時間；5〜10分）

〈最初に試した案＝練習計画〉
- 運動に慣れるため、慎重に、**各セット4回、両手0度2セット、片手0度1セット、片手5度1セット、戻って、片手0度を1セット**にしました。そのとおり練習できたので、そのまま**練習計画**にしました。

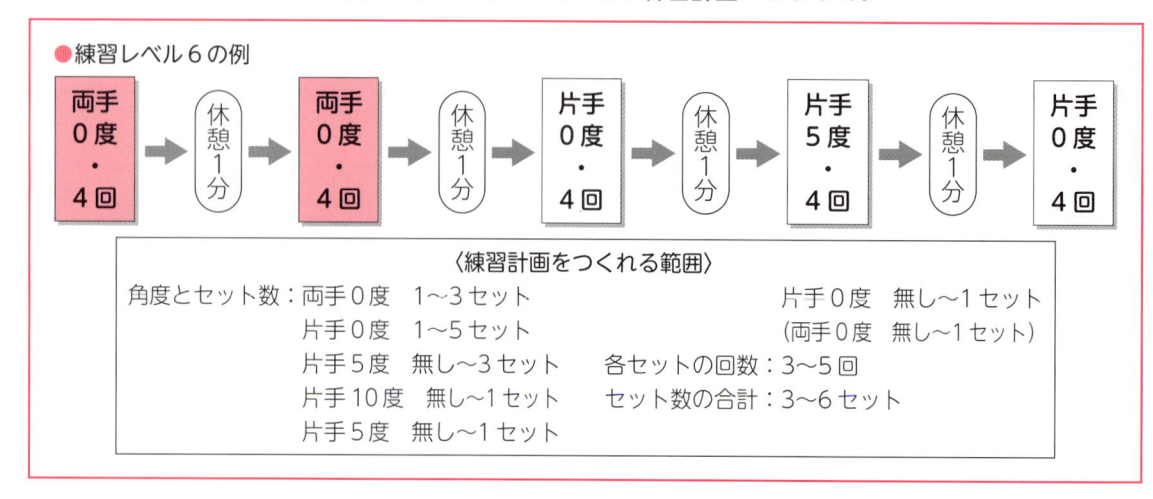

●練習レベル6の例

両手0度・4回 → 休憩1分 → 両手0度・4回 → 休憩1分 → 片手0度・4回 → 休憩1分 → 片手5度・4回 → 休憩1分 → 片手0度・4回

〈練習計画をつくれる範囲〉
角度とセット数：両手0度　1〜3セット　　　　　　　　　　　片手0度　無し〜1セット
　　　　　　　　片手0度　1〜5セット　　　　　　　　　　　（両手0度　無し〜1セット）
　　　　　　　　片手5度　無し〜3セット　　各セットの回数：3〜5回
　　　　　　　　片手10度　無し〜1セット　　セット数の合計：3〜6セット
　　　　　　　　片手5度　無し〜1セット

(5) 練習開始2か月目から1か月間の練習の進め方

① 練習計画表

角度とセット数		練習レベル			
		1〜3	4	5	6
	両手0度	3〜6	1〜6	1〜3	1〜3
	片手 0度		0〜5	1〜5	1〜7
	片手 5度		0〜3	0〜3	0〜5
	片手 10度			0〜1	0〜3
	片手 15度				0〜1
	片手 10度				0〜1
	片手 5度			0〜1	0〜1
	片手 0度		0〜1	0〜1	0〜1
	(両手0度)		(0〜1)	(0〜1)	(0〜1)
練習時間			5〜10分		5〜15分
各セットの回数			3〜6回		3〜7回
セット数の合計			3〜6セット		4〜8セット

※練習レベル6で、練習時間を10分しかとれない人で、改善の状態が良い人は、片手5度を省略してもよいです。

> **！ 練習レベル4〜5の人で、手の機能ステップが、肩肘の機能ステップより良い人**
>
> ● 既に説明しましたが、肩肘（上体に近い部分）が十分に動かないと手は動かしにくく、うまく使えません（2章−2−(1) ⇨8ページ）。
> ● 肩肘が十分に動かないまま、手を使おうとすると、無理に届かせたい位置に手を持っていこうとします。そうすると手に余分な力が入り、手が動きにくくなります。
> ● **余裕があれば**、腕全体を強めるために、モビングの練習を、上記の例外として、セット数を増やして、12〜13分練習してもよいです。

② 練習の進め方の原則；

● **引き続き同じ練習レベルの人の練習の進め方は**

　腕や手の状態は変わりませんが、練習に慣れてきているので、セットの回数や角度で練習の強さを増やせます。

● **各セットの回数が増えると、セット数が減少するので注意する**

　各セットの回数を増やした時には、1セットにかかる時間が増えます。したがって、練習できるセット数は少なくなるかもしれません。

　前月と同じセット数をやらなければと思って、**スピードを上げて練習しない**ように注意しましょう（ゆっくりとは、どのくらいのスピード ⇨32ページ）。

❗ 練習レベル3の3週目、麻痺側に寄せて行う

　両手0度で肘を伸ばしやすくなってきた人に適した方法です。肘を伸ばす力を引きだすために行います。健側の手の介助で、両手0度で行うことは同じです。最後の1〜2セットを、開始の位置や伸ばしていく方向を、できる範囲で麻痺側に寄せて行います。

　この時、伸ばす方向は、開始の位置より内側に入らないようにします。また、手の位置は、肩峰（肩の先）よりも外側に出ないようにします。

　そして、体重は麻痺側の足裏により多くかけます。

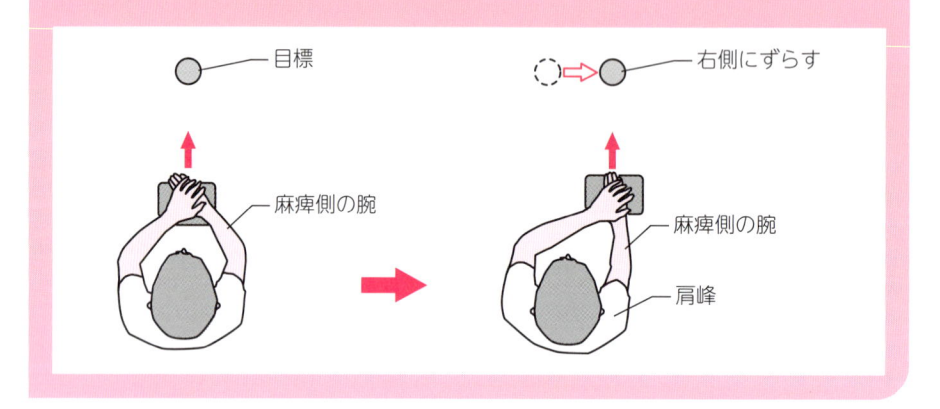

○ 目標　　◯⇒● 右側にずらす
麻痺側の腕　　麻痺側の腕　　肩峰

❗ 練習レベル4の3週目、健手の介助で行う、あるいは、角度を2〜3度にする

　3週目に入ったら、**片手0度で肘を伸ばしにくい人は**、健手（麻痺のない手）で軽く助けて、片手0度を1セットだけ行ってもよいです（⇨51ページ）。

　あるいは、**片手0度はできるが、片手5度ができない人は**、角度を、2〜3度にして（⇨54ページ）、行ってみてもよいです。

(6) 練習開始3か月目から1か月間の練習の進め方

① 練習計画表

<table>
<tr><td colspan="2" rowspan="2"></td><td colspan="4">練習レベル</td></tr>
<tr><td>1〜3</td><td>4</td><td>5</td><td>6</td></tr>
<tr><td rowspan="12">角度とセット数</td><td>両手0度</td><td>3〜7</td><td>1〜6</td><td>1〜3</td><td>1〜3</td></tr>
<tr><td>片手 0度</td><td></td><td>1〜6</td><td>1〜7</td><td>1〜7</td></tr>
<tr><td>5度</td><td></td><td>0〜4</td><td>0〜5</td><td>—</td></tr>
<tr><td>10度</td><td></td><td>0〜2</td><td>0〜3</td><td>0〜5</td></tr>
<tr><td>15度</td><td></td><td></td><td>0〜1</td><td>—</td></tr>
<tr><td>20度</td><td></td><td></td><td></td><td>0〜3</td></tr>
<tr><td>25度</td><td></td><td></td><td></td><td>0〜1</td></tr>
<tr><td>20度</td><td></td><td></td><td></td><td>0〜1</td></tr>
<tr><td>10度</td><td></td><td></td><td>0〜1</td><td>0〜1</td></tr>
<tr><td>5度</td><td></td><td>0〜1</td><td>0〜1</td><td>—</td></tr>
<tr><td>0度</td><td></td><td>0〜1</td><td>0〜1</td><td>0〜1</td></tr>
<tr><td>(両手0度)</td><td></td><td>(0〜1)</td><td>(0〜1)</td><td>(0〜1)</td></tr>
<tr><td colspan="2">練習時間</td><td colspan="2">5〜15分</td><td colspan="2">5〜18分</td></tr>
<tr><td colspan="2">各セットの回数</td><td colspan="4">3〜7回（3週目から8回以内）</td></tr>
<tr><td colspan="2">セット数の合計</td><td colspan="2">3〜7セット</td><td colspan="2">4〜8セット</td></tr>
</table>

＊腕の状態は改善してきているが、練習時間を10分しかとれない人は、2か月目の練習計画を使って練習するとよいです。それでも、十分に腕の状態の改善はできます。

② 練習の進め方の原則

　練習の進め方は、練習開始"2か月目から1か月間（⇨67ページ）"とほとんど変わりません。変わっている部分だけ説明します。

　多くの人は、"続けて運動できる力"（耐久力・持久力）がついてきています。それで、練習計画は、効果を上げるために、各セットの回数を多くし、時間を長くしてあります。

> ❗ **"続けて運動できる力"がついてこない人の練習**
>
> ● できる範囲で無理をせずに練習します。
> ● そして、このような人は、もし時間があれば、**午前と午後に分けて、少なくとも5〜6時間の間を空けて2回行い**ます。
> ● 1回目は、**3か月目からの練習計画**で練習します。
> 　2回目は、**2か月目からの練習計画**で練習します。

第4章　●腕を伸ばすモビングの練習

- **練習の組み立て方は、まず各セットの回数を増やす**

　まず各セットの回数を増やして、**続けて運動できる力（耐久力・持久力）**をつけます。

　そうすることで、生活の中で、より長い時間使えるようにしていきます。

- **無理をせずに、自分の状態に合わせて練習する**

　練習計画表を見ると、どの項目も一番小さい数と一番大きい数の幅が大きくなっているのに気づくでしょう。

　練習開始から2か月間が経過しているので、お一人おひとりの差がでてきたのです。練習する人の持っている条件や力（年齢、発症時の状態、発症からの期間など）が違うので、練習の内容の差が大きくなります。

　改善を焦らずに、練習を続けます。自分の状態に合わせて、無理をせずに、着実に、正確に練習しましょう。

- **角度を上げる時、セットの回数を増やす時には注意する**

　この期間になると、練習はかなり大変になってくるかもしれません。

　無理をして、角度やセットの回数を増やしていると、手が開きにくくなったりして、手の状態が悪くなります。以前には、つまみ・握れていたものが、つまんだり、握ったりできなくなります。注意しましょう！

　なお、つまみと握りの練習をあわせて行っている人は、モビングで角度やセットの回数を増やした時には、手が使いにくくなっていないかを、十分に確かめます。

> **！ 練習量の増やし過ぎでないかの確認方法**
> **──つまみと握りの練習を行っている人について**
>
> ①モビングを2～3セット練習して、つまみと握りの練習を2～3回行って、どのくらいの大きさのものを、つまみ・握れたかを確かめておきます。
> ②練習量（角度やセットの回数）を増やした後で、再度、同じ大きさのもののつまみ、握りができるかを行ってみます。
> ③**始めのものがつまみ・握れなければ**練習量を増やし過ぎています。
> 　つまみ・握れても、**離す時に肘をまっすぐまで伸ばせなければ**、練習量を増やし過ぎています。
> ④練習量を**2か月目からの練習に戻す**か、2か月目からの練習より**少しだけ増やします**。

- **"疲れのサイン"が出なければ、3週目から各セットの回数を1増やしてもよい**

　各セットの終わりまで、"疲れのサイン"が出ることなく、楽に行えれば、3週目から、**例外ですが**、各セットの回数を1増やしてもよいです。

（7）練習開始 4 か月目以降の練習の進め方

　練習開始 3 か月目からの練習計画と、ほとんど変わりがありません。特に、注意が必要なことをあげました。

> 　3 か月間練習してきて、腕の状態の改善はいかがでしたか。著しく改善された人、あまり改善が見られなかった人、その中間だった人、お一人おひとりの違いが大きいと思います。
> 　しかし、腕の状態の改善はそれほどではなかった人でも、姿勢がよくなり、肩の痛みが取れるなど、練習前よりは、全身の状態が改善し、元気になり、生活するのが楽になったのではありませんか。そして、ご自分の手を大切にされるようにもなったのではありませんか。それも全体から見れば、"良くなった"と言えるのではありませんか。
>
> 　**ご自分の身体をケア・手当てして、大切にしましょう。健康を守るためにぜひ練習を続けていきましょう**（Q&A 26、27、28　⇨ 144 ページ）。

① 練習の進め方の原則

●**角度は、25 度を限度にする**

　角度は、前月（3 か月目）に同じです。25 度が練習してよい最も大きい角度です（Q&A 18「モビングの角度は、なぜ 25 度までなのですか」　⇨ 141 ページ）。練習のやり過ぎはかえって腕の状態を悪くします。

●**練習時間は、20 分を限度にする**

　腕の状態が良くても、20 分を限度にします。次の練習までに、疲れを残さないようにするためです。

　たくさん練習したい人は、**疲れが残っていなければ**、午前と午後に分けて、少なくとも 5〜6 時間の間を空けて、1 日に 2 回練習します。

　1 回目は、3 か月目からの練習計画で練習します。

　2 回目は、2 か月目からの練習計画で練習します。

　理由は、前の練習との間が短いので、気づかないが、疲れが多少残っているかもしれないからです。

●**各セットの回数は、10 回を限度にする**

　各セットの回数を増やしてから **2 週間の間をおいて**、各セットの終わりまで、"疲れのサイン" が出ることなく、楽に行えれば、1 増やしてもよいです。

　最も多くしても、10 回を限度にします。

　続けて、たくさん練習し過ぎると、"疲れのサイン" が出てきて、手や肘が伸ばしにくくなったりします。注意が必要です。

　各セットの回数を増やすと練習時間は変わりませんので、**セット数の合計は少なく**なります。

●**各セットの間には休憩時間をとる**

　原則は、1 分間です。

　自分では疲れが早くとれるようになったと思っても、痙縮（⇨ 4 ページ）の影響が残っているので、1 分間は休みます。

　しかし、機能レベル 5 で、6 に近い人や、機能レベル 6 の人で、疲れが早くと

れるようになった人は、"疲れのサイン"が出るのが少なくなっていますので、40〜50秒の休憩時間でもよいです。

●**角度を上げる時、セットの回数を増やす時には注意を**

　練習の内容（強さ）を上げた時には、注意深く、以前より手が使いにくくなっていないか、十分に注意します。

　つまみと握りの練習をあわせて行っている人は、70ページのようにして確かめます。

第5章 つまみと握りの練習

〈ものを"つまみ、握り"、持っていき、"届い"たら、"離す"練習〉

この練習を始めるにあたって
(1) リハビリ練習開始から1か月間は、モビングのみを練習します。2か月目からこの練習を始められます。
(2) 手を硬く握っている人、手の平を下に向けて手首を背屈した時に親指が人差し指より内側に入って外側にだせない人では、**この練習はしません**（⇨78ページ）。

1 練習の目的

手の動きを改善する練習です。

手は、使えなくなったり、使いにくくなっています。

手で、ものをつまみ、握れるように、また、**よりつまみやすく、より握りやすく**なるように練習します。

いろいろな**形・大きさ**のもの（物品）を、手の状態に合わせて選んで、つまんだり、握ったりして、手を使う感覚をとり戻しながら、練習をします。

手の丸み（アーチ ⇨7ページ）をつくるようにして、一番つまみやすいもの（軽い立方体など）から、難しいもの（大きな球）へと、少しずつ難しくしながら練習をします。

また、手は、ものをつまんだり、握ったりして、**"届かせたいところ"**に届かなければなりません（2章－2－(1) ⇨8ページ）。それでこの練習では、腕を伸ばして手を届かせて、届いたら、離す練習をします。

2 用意するもの（道具や物品）

つまみと握りの練習は、**2か月目から**始められます。手の状態をみて、自分に必要な道具や物品を用意します。

多くは、ホームセンターなどで手に入ります。なお、モビングで用意したものは除いてあります。

① **立方体**
- 軽い材質の木製のものを使います。手に入れば、コルクが最も使いやすいです（Q&A 20「なぜ、コルクの立方体がよいのですか」 ⇨142ページ）。
- 2～3cmの大きさのものから、0.5～1cmの間隔で、5cmの大きさまでのものを使います。
  ※木材のものが手に入りにくければ、発泡スチロールや、お風呂マットや床用のマットなどとして売られているプラスチック材を必要な大きさに切って、立方体を作って、使います（作り方 ⇨130ページ）。
  　軽すぎて、立方体を離すのが少し大変かもしれません。

また、汗をかいた時に手について、離しにくくなるかもしれません。

> **！ なぜ、練習では"軽い"ものを使うのか**
>
> 　理由は、重いものを持つと、手がものをしっかりと握ってしまい、離しにくく、指を伸ばしにくくなります。それで、指を伸ばして離せるように、軽いものを使って練習するのです。

② **球（手まり）**
- 軽いものを使います。発泡スチロールの球の上に、薄く綿を巻いたり、布を貼ったりしたものを使います（作り方　⇨ 131 ページ）。
- 6、7cm、の大きさのものを使います。

③ **容器（箱やカゴ）**；機能ステップにより、大きさや高さが変わります
- 手を伸ばして、入れるのに使います。届かせる位置がわかります。
- 使用する立方体や球が、十分に入る大きさのものを使います。
- 箱のフタなど高さ1～2cmの浅いものから、2～3cmの間隔で20cmまでの箱などを使います。

❸ 確認したい練習の姿勢と手の位置（開始時・練習中）

モビングの練習の姿勢とほぼ同じです。腕は、脇に肘をつけるようにします。
　そして、肘から先はまっすぐ前方に伸びているようにして、手を机の上に置きます。

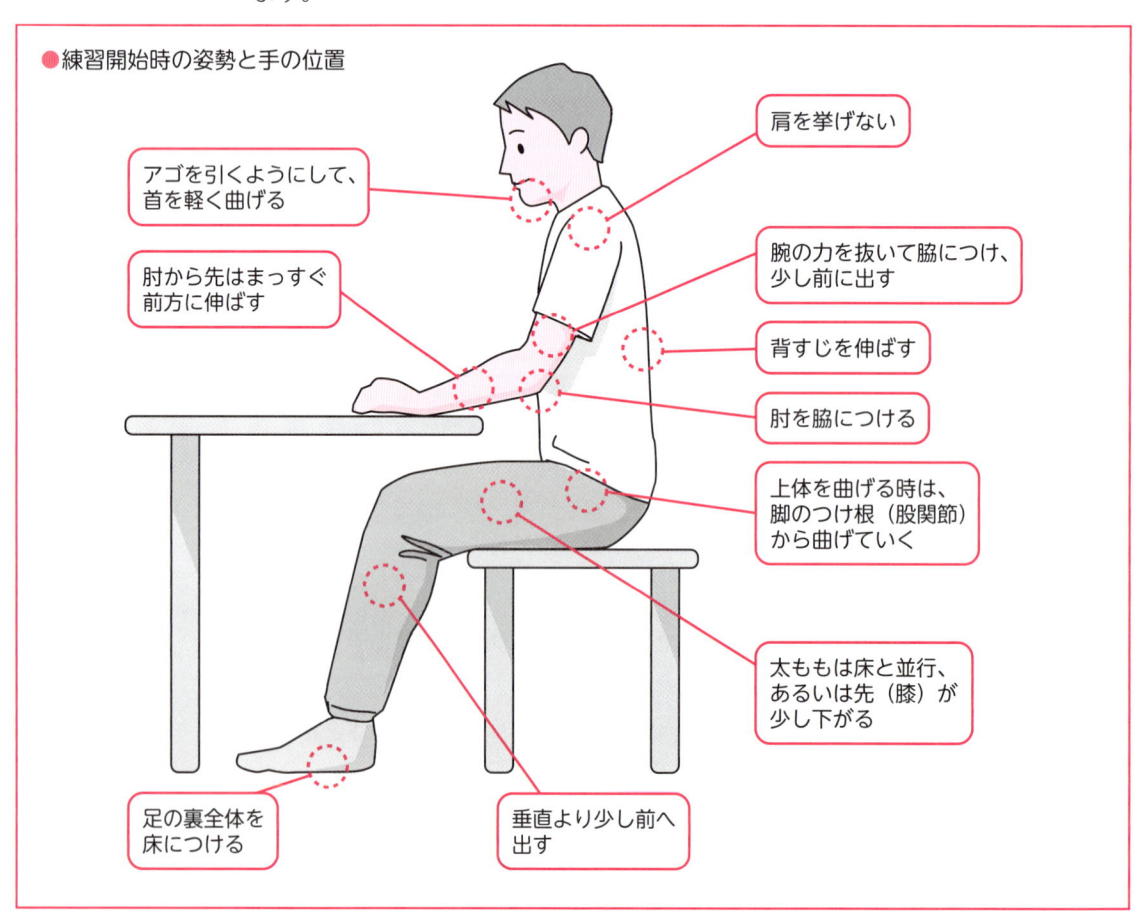

● 練習開始時の姿勢と手の位置

- アゴを引くようにして、首を軽く曲げる
- 肩を挙げない
- 肘から先はまっすぐ前方に伸ばす
- 腕の力を抜いて脇につけ、少し前に出す
- 背すじを伸ばす
- 肘を脇につける
- 上体を曲げる時は、脚のつけ根（股関節）から曲げていく
- 太ももは床と並行、あるいは先（膝）が少し下がる
- 足の裏全体を床につける
- 垂直より少し前へ出す

> **ワンポイントあどばいす──もう一度、確かめてみましょう**
>
> モビングの姿勢と変わりません。
> もう一度、確かめてみましょう。
>
> **腰から下の姿勢は、キチンと取れていますか。**
> そして、**アゴを引いて、首を少し曲げて、背すじを伸ばしていますか。**
>
> 他は、実際に練習するところで、図の中に大切な点は入っていますので、注意点を大切にしながら練習していきましょう。

4 練習する時の留意点

①～⑦は、練習する時の順序どおりの項目。⑧～⑩は、全般的に注意が必要な項目です。

① 手に余分な力を入れないで机の上に置く

手に、なるべく余分な力を入れないようにして、手の力を抜いて、机の上に置きます。

② そっと、力を入れないで、つまみ、握る

指に力を入れてつまんだり、握ったりすると、指が強く曲がって、伸ばしにくくなります。その結果、ものを離しにくくなります。

力を入れないで、そっとつまんだり、握ったりします。

> **！ 親指の先が、曲がってしまう時の工夫**
>
> 親指の先が曲がってしまう時は、**指先の血液の流れが悪くならないように注意**しながら、関節の周囲に、包帯を巻いたり、柔らかい材質でできた指サックをするなどして、曲がりにくくすると、つまみやすくなることがあります。

③ 練習の間、手首はずっと背屈している

練習の間、手首を、始めから終わりまで、背屈しているようにして練習します。理由は、このようにするのが、手を上手に使うために大切だからです（2章－1－(2)－②　⇒8ページ）。

手首は、いつも **20～30度背屈した状態で練習する**のを忘れないようにしましょう。

④ 手首は左右に偏らない、曲げないようにしている

腕を伸ばしていく時も、戻してくる時も、健手で支える時は、手首を左右に偏らないように支えます。支えない時は、手首を左右に曲げないようにします。

⑤ 手はまっすぐ前の方にゆっくりと伸ばしていく

手は、まっすぐ前の方に、**ゆっくりと**伸ばしていきます（Q&A 21「手の置き方と立方体を持っていく方向が決められていますが、…」　⇒142ページ）。

勢いをつけて動かさないようにします。

第5章 ● つまみと握りの練習

> **！ ゆっくりとは、どのくらいのスピード**
>
> 　練習では、立方体や球を持って、手を伸ばしていき、そして、戻してくる運動を繰り返しますが、伸ばしていく時は2〜3秒、戻してくる時も2〜3秒かけて動かします。
> 　「どんぐりころころ」や、「荒城の月」のような、1分60拍ぐらいの音楽に合わせて動かす速さです。

⑥ 肘をまっすぐになるまで伸ばし、伸ばしたまま離す

　腕を伸ばしていった最後には、必ず、肘をまっすぐになるまで伸ばします（Q&A 12「肘がまっすぐに伸びた状態とは、…」 ⇨140ページ）。そして、肘を曲げないで、**伸ばしたままで、ものを離します**。

　なお、肘が硬くなっていて（肘関節の可動域制限があって）、まっすぐになるまで伸ばせない人は、伸ばせる範囲で、できるだけ伸ばすようにします。

⑦ 離す時は、指に無理に力を入れない

　ものを離す時は、頑張って指を伸ばそうとしないで、そっと自然に伸ばします。力を入れ過ぎると、かえって指が曲がってしまいます。

⑧ アゴを軽く引いて、首を少し前に曲げ、背すじを伸ばし、脚のつけ根から前に傾けて、腕を動かしていく

　アゴを軽く引いて、首を少し前に曲げ、背すじをまっすぐにして、脚のつけ根（股関節）から前に傾けていきます。戻す時も同じようにして、後ろへ戻してきます。

　背すじをまっすぐに伸ばすには、お腹と背中にキチンと力を入れます。

⑨ 麻痺側の足の裏へ身体の重みをかけるようにして手を動かしていく

　練習の時には、麻痺側の足裏に、身体の重み（体重）をかけて練習します。

　練習を始める前に、麻痺側の足の裏に気持ちを集中して体重をかけてみると、感じがつかめます。

⑩ 身体のどこかに無理に力を入れないようにして腕を動かしていく

　身体のどこかに無理な力を入れて動かさないようにして、少しずつ上体を前に傾けていき、また戻します。身体全体が滑らかな動きになるように注意します。

> **● ワンポイントあどばいす**
>
> 　ここにも注意しなければならない項目がたくさん出てきましたね〜。
> 　なかなか覚えきれませんね。
> 　実際に練習するところで、図の中に大切なポイントは入れてありますので、ご心配なく。図の中に書いてあるポイントを大切にしながら練習していきましょう。

5 手の機能ステップと練習の目的

(1) 手の機能ステップが1〜3の人；"手に動かす感じ"を思い出してもらう

手の機能ステップが1〜2の人では、指の動きがほとんどありません。

しかし、この中には、手を動かす感じを、ほとんど忘れているために、動きがない人がいます。

指先にものを持って動かして、手に動きの感じを、思い出してもらうようにします。

手の機能ステップが3の人では、手を握れるが、開くことができません。持ったものを離すように意識して、手に開く動きを思い出してもらうようにします。

(2) 手の機能ステップが4、5の人；手の動き、特に手を開く動きを高めていく

機能ステップが4、5の人では、手を開くことができるようになっています。そして、ものをつまんで、離すことができます。

機能ステップが5の人は、より大きなもののつまみ、離しができます。

練習では、立方体の大きさを大きくしながら、手を開く動きを高めていきます。

(3) 手の機能ステップが6の人；健側の動きに近づける

この機能ステップの人は、健側の手とほとんど同じ動きができます。

使いにくい状態なので、手がより自然に、十分に開くように練習します。

6 手と腕の状態と練習方法

> **この"つまみと握りの練習"をしない人**
> ①手と手首が、次の状態の人
> ・手を硬く握っている。
> ・手の平を下に向けて、手首を背屈した時に、親指が人差し指より内側に入って、外側にだせない。
> 　「身体状態のチェックリスト」（⇨17ページ）の⑤で"いいえ"に○をつけた人です。
> 　なお、このような手の状態は、手の機能ステップ1～3の人に多くみられます。
> ②手の機能ステップと肩肘の機能ステップが、ともに1～3の人
> ・つまみと握りの練習をするのは難しいので、練習はしません。

（1）練習方法の決め方

　手の状態（手の機能ステップ）と、腕の状態（肩肘の機能ステップ）、手首の背屈の状態を加えて、練習方法を決めます。

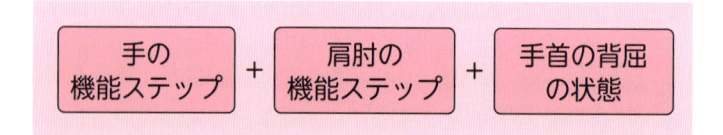

　　　手の機能ステップ ＋ 肩肘の機能ステップ ＋ 手首の背屈の状態

（2）練習方法を決める時の留意点

① **腕を伸ばしていった時の手首の状態によっては、"手首が背屈できない"として表をみる**
　・手の平を下に向けてものを持って、腕を伸ばしていった時に、最後まで手首を背屈していられずに、**途中で手首が掌屈してしまう。**
　・肘をまっすぐまで伸ばした時に、**手首を背屈した状態ではものを離せない。**
　このような手首の状態では、**手首が背屈できない（×）** として、表をみます。

② **手と肩肘の機能ステップが5、6で、手首の背屈の状態が良い人は、2つの練習ができる**
　手と肩肘の機能ステップが5、6で、手首の背屈の状態が良い（○）人は、つまみの練習（**練習D**）と、握りの練習（**練習E**）ができます。

（3）手と腕の状態と練習方法

腕の状態			練習方法	
手の 機能ステップ	肩肘の 機能ステップ	手首の背屈[*]		
1〜3	4〜6	×	練習 A	⇨ 80 ページ
		○	練習 B	⇨ 80 ページ
4〜6	3	×	練習 A	⇨ 80 ページ
	1〜3	○	練習 C	⇨ 84 ページ
	4〜6	×	練習 A	⇨ 80 ページ
		○	練習 D	⇨ 84 ページ
5、6	5、6	○	練習 E	⇨ 87 ページ

[*]　×は、手首の背屈ができない。○は、できる。
※　"練習方法を決める時の留意点"に注意しながら決める。

第5章　●つまみと握りの練習

7 つまみと握りの練習方法

練習のセットの回数や時間などは、次の「8　練習の進め方」を読んでください（⇨89ページ）。

1　練習A、練習B
〈手を意識して開いて、つまむ練習〉

(1) 練習の順序

練習Aを中心に説明します。

● **準備**

① **使用する道具の準備**
- 2〜3cmの大きさの軽い立方体。
- 立方体を置く、小さなタオルなどの敷くもの。
- つまんだ立方体を離す時に入れる、高さ1〜2cmの浅い小さな箱などの容器。

② **運動を行う準備；開始の位置に立方体を置き、"届かせたいところ"に容器を置く**
- 74ページの姿勢をとり、立方体をつまむ位置にタオルなどを敷き、立方体を置きます。
- 腕を伸ばして、立方体を離す位置（届かせたいところ）に、容器を置きます。
- 容器を置く場所は、練習を始めてから、修正が必要になるかもしれません。

③ **練習A：手首を掌屈する力が働かないように手首を支える**
- 麻痺側の手首を健手（健側の手）で挙げるように、1セットの間支え続けます。
- 手首を健側で支える時に、手首を掌屈する力が入ってしまうかもしれません。できるだけ手首を掌屈する力を入れないようにして練習します。
- このように**注意しないと**、手首を背屈した状態で指を伸ばせなく、手を開けなくなります。
- 肩肘の機能ステップ3の人は、肩に痛みを出さないように、腕をしっかりと支えます。

④ **手首は左右に偏らないように支える、曲げない**

手首は、練習の間ずっと背屈していますが、練習Aでは、手首を**左右に偏らないように**注意して健手で支えます。練習Bでは、**手首を左右に曲げないように**注意します（手首を左右に曲げない　⇨33ページ）。

● **手首の支え方**

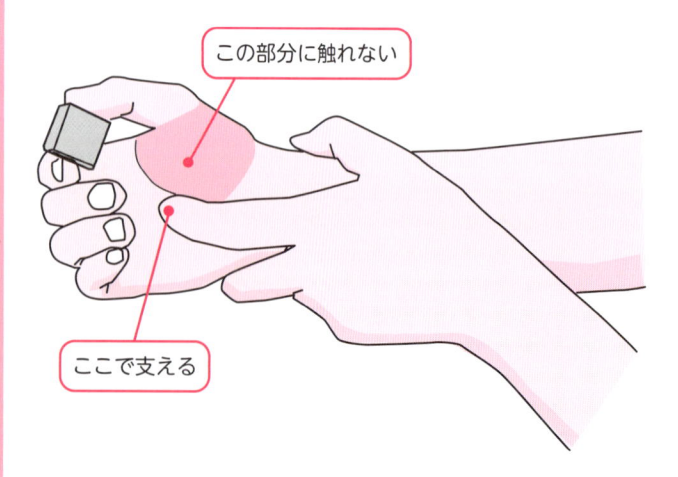

この部分に触れない

ここで支える

手の平の中心を健手の人指し指の指先で支えます。
※手の平の親指のつけ根のふくらみの部分（母指球）には、触れないように注意します。この部分で支えると、親指が曲がってきます。

つまみと握り
手を意識して開いて、つまむ

● 練習の順序

練習 A

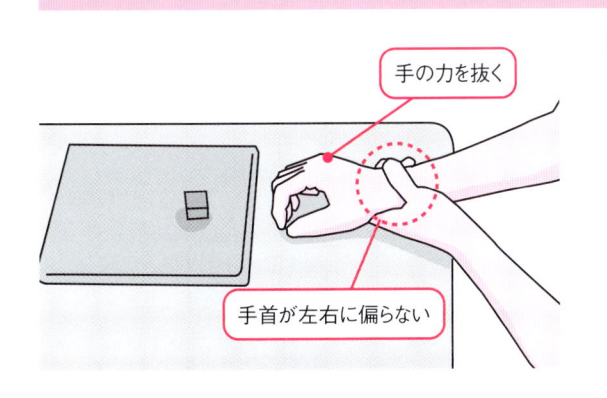

❶ 立方体をつまむ

つまみの位置は、手の先から前方に約5〜10cm離れた位置です。

麻痺手（麻痺側の手）の手首が背屈するように健手（健側の手）で支えながら、手を立方体の上に持っていきます。

立方体を、親指と人差し指の横側の間に、押し入れるようにしてつまみ（指の間に入れる、挟む）ます。

（図中ラベル）
- 手の力を抜く
- 手首が左右に偏らない

※押し入れても、指が開かずに、つまめない時は、この練習を中止します。

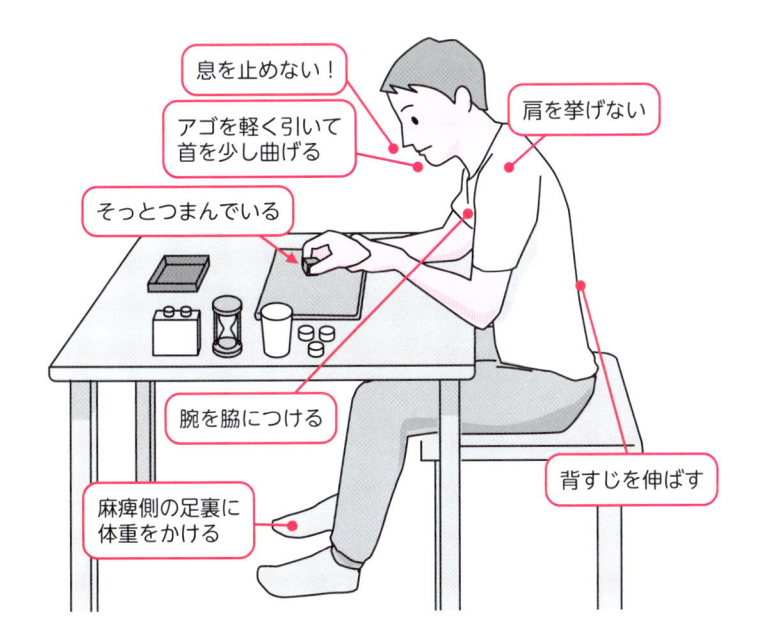

（図中ラベル）
- 息を止めない！
- アゴを軽く引いて首を少し曲げる
- そっとつまんでいる
- 肩を挙げない
- 腕を脇につける
- 背すじを伸ばす
- 麻痺側の足裏に体重をかける

● 押し入れて立方体をつまむ

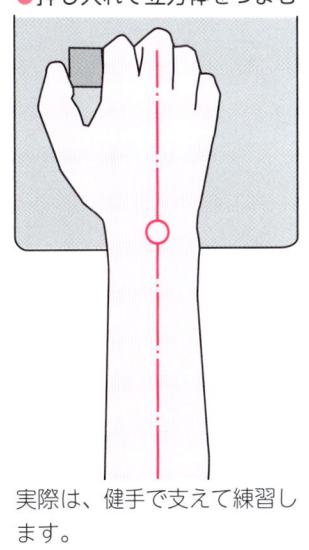

実際は、健手で支えて練習します。

❷ 手を、前の方へ、まっすぐ、持っていく

手を、肘を伸ばすようにして、前の方へ、ゆっくり、まっすぐ、持っていきます。

一緒に、上体を、手の動きにつれて、自然に、前に、**約20〜30度**傾けていきます。**前に倒れ過ぎ**ないように注意します。

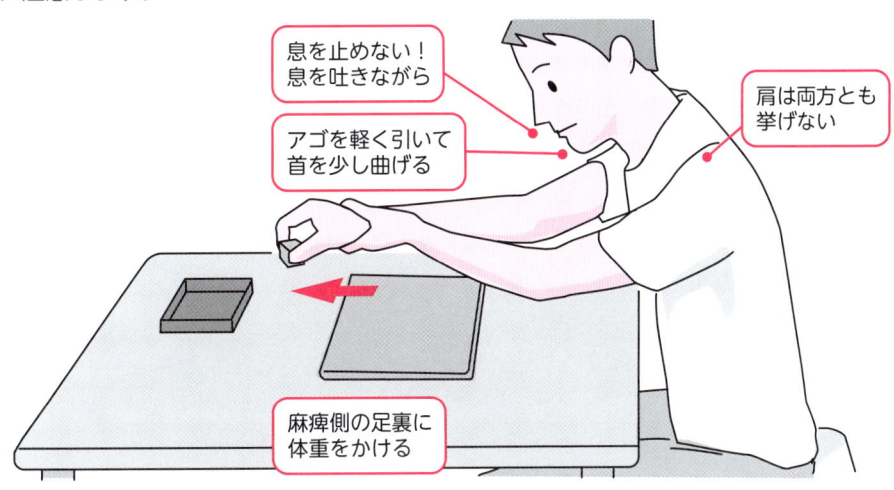

（図中ラベル）
- 息を止めない！息を吐きながら
- アゴを軽く引いて首を少し曲げる
- 肩は両方とも挙げない
- 麻痺側の足裏に体重をかける

第5章 つまみと握りの練習

81

❸ **立方体を離す**

　肘をまっすぐになるまで伸ばしていきます。

　つまんでいる立方体を、容器に入れるようにして離します。

　容器の位置がずれている時は、修正します。

　離す時には、指に"伸ばす"、"外側に開く"、"入れる"ように命じてみます。それで、指が曲がってくるようであれば、**力を抜いて**落とすようにします。

　※立方体を手から離せなければ、この練習を中止します。

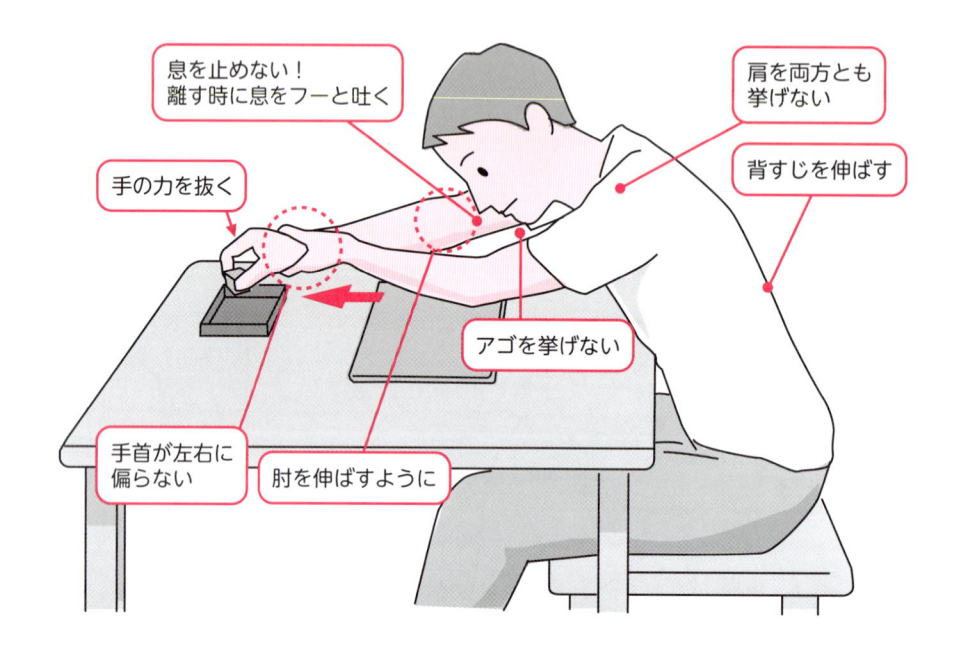

- 息を止めない！離す時に息をフーと吐く
- 手の力を抜く
- 肩を両方とも挙げない
- 背すじを伸ばす
- アゴを挙げない
- 手首が左右に偏らない
- 肘を伸ばすように

> **注意！**
>
> 　指を曲げて、"**はじき落とすようにして離さない**"ように注意します。実際には、指が伸びていないのですから。

❹ **始めの位置に戻って、休む**

　麻痺手の手首が背屈するように健手で支えたまま、肘を曲げながら、手を自分の身体の方へ、**ゆっくりと**戻してきます。

　一緒に、上体をゆっくり起こして、始めの位置に戻ってきます。

　この時、**肩が挙がらない**ように注意します。

　手を開始の位置に戻します。上体が垂直になり、肘が脇につきます。

　肩に力が入っていたら、力を抜きます。

　そのまま約2秒間休みます。

❺ **「❷」から「❹」を繰り返す。休憩をとる**

　❷から❹を、決めたセットの回数、繰り返します。

　1セットが終わったら、休憩をとります。

つまみと握り
手を意識して開いて、つまむ

練習 B

練習Aとほとんど同じです。

自分の力で手首を背屈できるので、健手で支えません。

立方体は、押し入れるようにしてつまんでも、下図のようにしてつまんでもよいです。

※この方法で練習して、**立方体を離す時に、肘をまっすぐまで伸ばせなくなったり、肘をまっすぐまで伸ばしたら、手首を背屈していられなくなった時は、健手での支えが必要です。"練習A"で行います**（練習方法を決める時の留意点① ⇨ 78ページ）。

●健手で親指を横に開いてつまむ方法

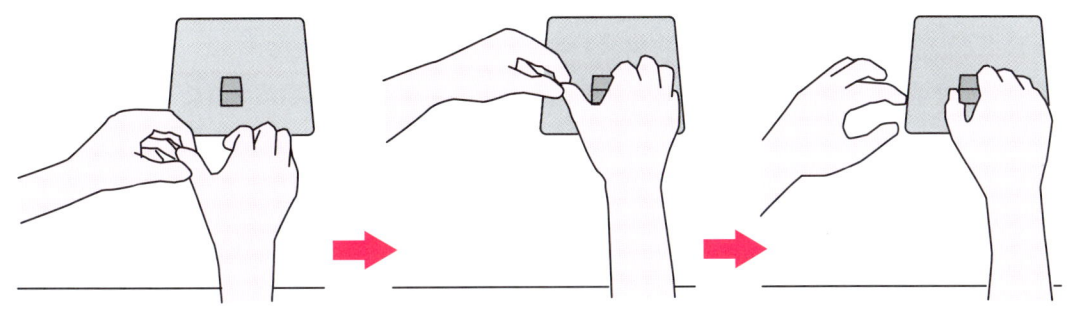

開始の位置で、親指を健手で持って横に開きます。 → 健手で親指を開いたまま、立方体を挟む位置まで持っていきます。 → 健手をはずして、つまみます。

**やりすぎていませんか！
練習時間を守りましょう
"疲れのサイン"は出ていませんか？**

第5章 ●つまみと握りの練習

2 練習C、練習D
〈手をしっかり開いて、つまむ練習〉

(1) 練習の順序

練習方法Cを中心に説明します。

● 準備

① 使用する道具の準備
- 2～5cmの大きさの軽い立方体。
- 立方体を置く、小さなタオルなどの敷くもの。
- つまんだ立方体を離す時に入れる、高さ1～2cmの浅い小さな箱などの容器。

② 運動を行う準備；開始の位置に立方体を置き、"届かせたいところ"に容器を置く
- 74ページの姿勢をとり、立方体をつまむ位置にタオルなどを敷き、立方体を置きます。
- 腕を伸ばして、立方体を離す位置（届かせたいところ）に、容器を置きます。
- 容器を置く場所は、練習を始めてから修正が必要になるかもしれません。

③ 練習C：肘を支えます
- 麻痺側の肘近くを、健手（健側の手）で1セットの間、支えながら練習します。
- 健側の腕が疲れてしまわないように注意が必要です。

④ 手首は左右に曲げない
- 手首は、練習の間ずっと背屈していますが、その時、手首を左右に曲げないように注意します。

● 練習の順序

練習C

❶ 立方体をつまむ

つまみの位置は、手の先からまっすぐ前方に約5～10cm離れた位置です。

麻痺側の肘近くを健手（健側の手）で支えながら、手を立方体の上に持っていき、指を開いて、立方体をつまみます。

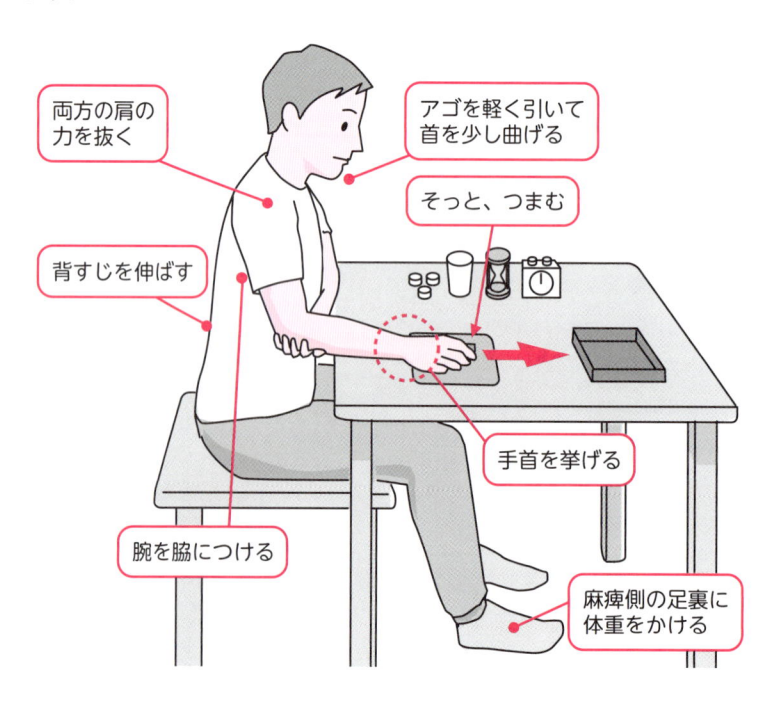

- 両方の肩の力を抜く
- アゴを軽く引いて首を少し曲げる
- そっと、つまむ
- 背すじを伸ばす
- 手首を挙げる
- 腕を脇につける
- 麻痺側の足裏に体重をかける

つまみと握り
手をしっかり開いて、つまむ

つまみ方は、**機能ステップ4の人**は、親指と人差し指の横で挟むようにしてつまみます。

機能ステップ5、6の人は、親指と人差し指、中指の3本でつまみます。

図は、3本の指でつまんでいます。

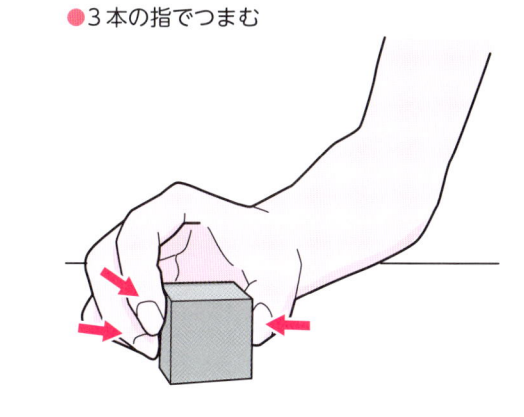

●3本の指でつまむ

❷ 手を、前の方へ、まっすぐ、持っていく

手を、肘を伸ばすようにして、前の方へ、**ゆっくりと**、まっすぐ、持っていきます。

一緒に、上体を、手の動きにつれて、自然に、前に、**約20〜30度傾けていきます。前に倒れ過ぎないように**注意します。

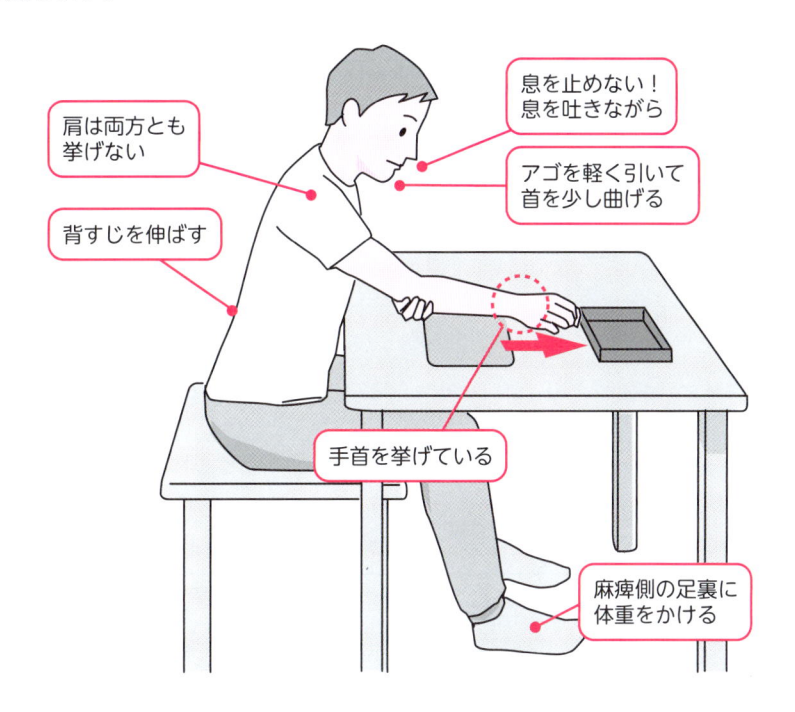

- 肩は両方とも挙げない
- 背すじを伸ばす
- 息を止めない！息を吐きながら
- アゴを軽く引いて首を少し曲げる
- 手首を挙げている
- 麻痺側の足裏に体重をかける

❸ 立方体を離す

肘をまっすぐになるまで伸ばしていきます。

つまんでいる立方体を、手首を挙げたまま、容器に入れるようにして離します。

容器の位置がずれている時は、修正します。

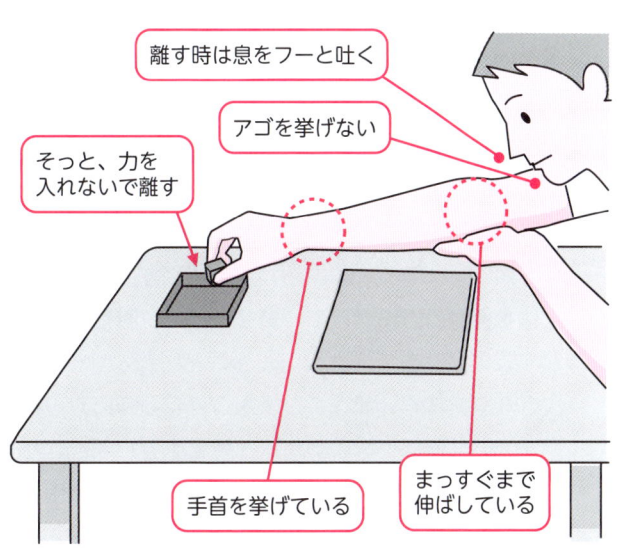

- 離す時は息をフーと吐く
- アゴを挙げない
- そっと、力を入れないで離す
- 手首を挙げている
- まっすぐまで伸ばしている

第5章 ●つまみと握りの練習

85

❹ **始めの位置に戻って、休む**

肘を曲げながら、手を自分の身体の方へ、**ゆっくりと**戻してきます。
一緒に、上体をゆっくり起こし、始めの位置に戻ってきます。
この時、**肩が挙がらない**ように注意します。
手を開始の位置に戻します。上体が垂直になり、肘が脇につきます。
肩に力が入っていたら、力を抜きます。そのまま約2秒間休みます。

やりすぎに注意！

❺ **「❷」から「❹」を繰り返す。休憩をとる**

❷から❹を、決めたセットの回数、繰り返します。
1セットが終わったら、1分間の休憩をとります。

練習D

練習Cとほとんど同じです。
自分の力で腕を動かせるので、健手で支えません。
健手を、健側の肩を下げるようにして、腰の後ろ、**中心付近**に置いて練習します。こうすると、健側の肩が挙がったり、前に出たりしにくくなります。また、体重を麻痺側にかけやすくなります。

※この方法で練習して、**立方体を離す時に、肘をまっすぐまで伸ばせなくなったり、肘をまっすぐまで伸ばしたら、手首を背屈していられなくなった時は、健手での支えが必要です。"練習C"で行います**（練習方法を決める時の留意点① ⇨ 78ページ）。

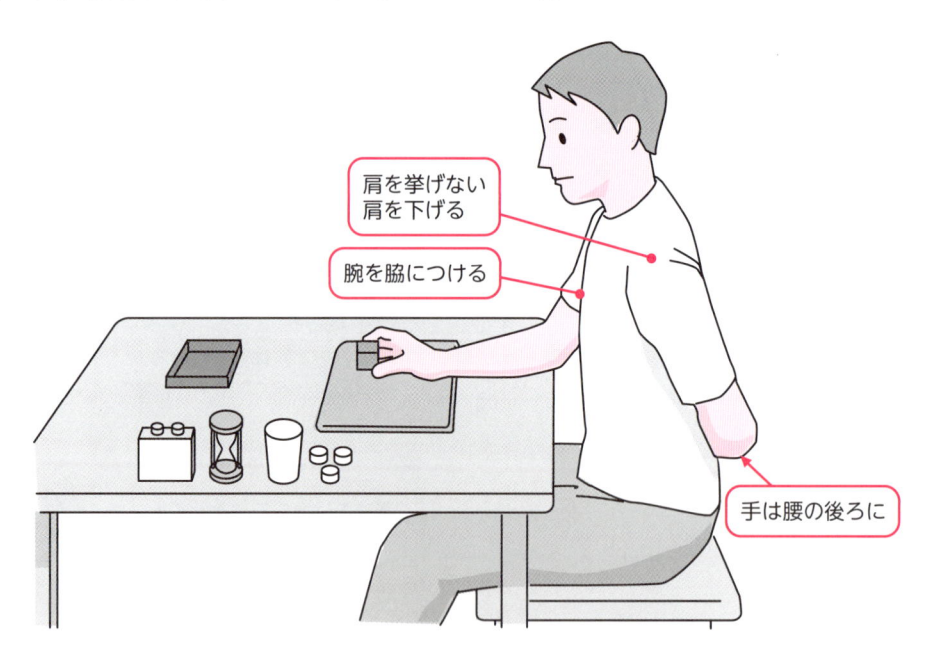

- 肩を挙げない 肩を下げる
- 腕を脇につける
- 手は腰の後ろに

> ⚠️ **注意！　立方体をつまむ時の悪い姿勢**
>
> **上体を健側の方に傾けて、肩を挙げて、肘を横に開いて、手を内側に回して、立方体をつまも**うとする人がいます。
>
> 　大きな立方体を、無理につまもうとする時にみられる姿勢です。
>
> 　指を十分に伸ばせなかったり、手を十分に開けなかったり、手首を挙げられなかったりする時に、このような姿勢でつまんでしまいます。**手と手首、腕の状態に合った大きさの立方体**を選んで、つまみましょう。

> **つまみと握り**
> 少し大きなものを、手首を
> 背屈しながら握って、離す

3 練習E

〈少し大きなものを、手首を背屈しながら握って、離す練習〉

(1) 練習の順序

練習E

●準備

①使用する道具の準備
- 直径6、7cmの大きさの軽い球。
- 球を置く、小さなタオルなどの敷くもの。タオルなどの上に置いた球は、握る時に転がりにくく、練習しやすいです。
- 握った球を入れる、深さ1～2cmから20cmまでの容器。容器の高さ（口の位置）は、手の状態が改善するにしたがって高くしていきます。

②運動を行う準備；開始の位置に球を置き、"届かせたいところ"に容器を置く
- 74ページの姿勢をとり、球を握る位置にタオルなどを敷き、球を置きます。
- 腕を伸ばして、球を入れる位置（届かせたいところ）に、容器を置きます。
- 容器を置く場所は、練習を始めてから修正が必要になるかもしれません。

③手首は左右に曲げない
- 手首は練習の間、ずっと背屈していますが、その時、手首を左右に曲げないように注意します。

●練習の順序

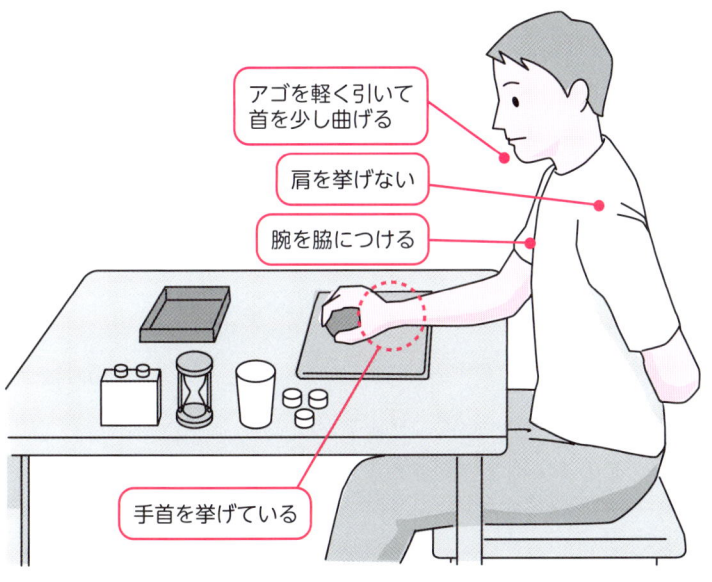

（アゴを軽く引いて首を少し曲げる／肩を挙げない／腕を脇につける／手首を挙げている）

❶ 球を握る

握る位置は、手の先からまっすぐ前方に5～10cm離れた位置です。

手を球の上に持っていって、**手を開いて**（指を伸ばし、横に広げて）、手の平に球がふれるようにして、握ります。

❷ **手を、前の方へ、まっすぐ、持っていく**

手を、肘を伸ばすようにして、前の方へ、ゆっくりと、まっすぐ、持っていきます。

一緒に、上体を、手の動きにつれて、自然に、前に、**約20～30度**傾けていきます。**前に倒れ過ぎない**ように注意します。

❸ **球を離す**

肘をまっすぐになるまで伸ばしていきます。
手首を挙げたまま、離して容器に入れます。

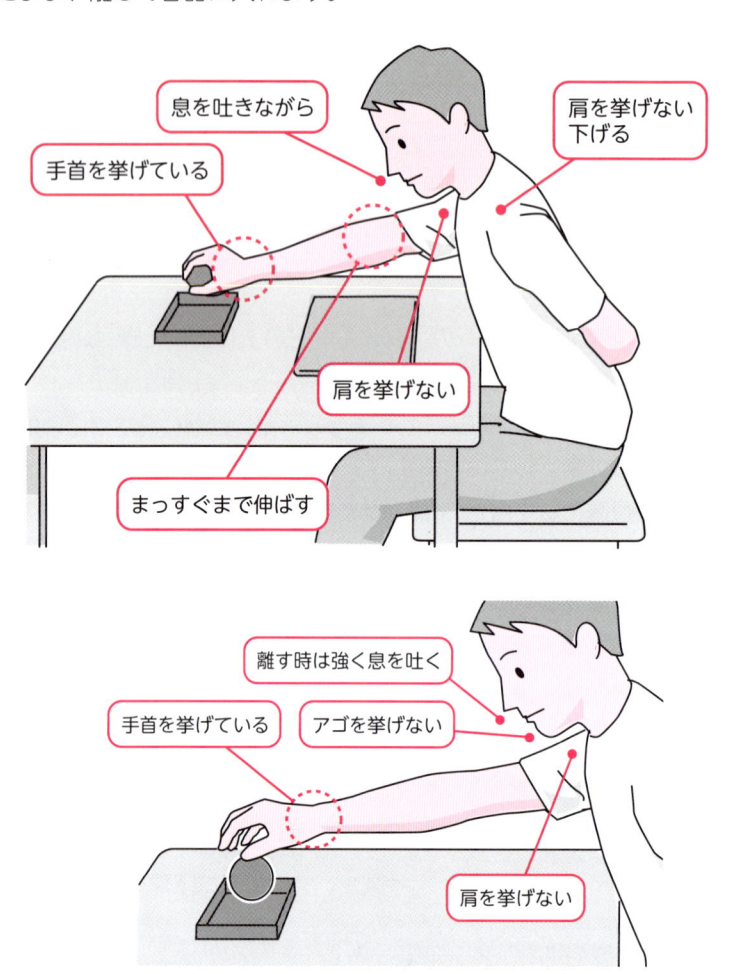

- 息を吐きながら
- 手首を挙げている
- 肩を挙げない 下げる
- 肩を挙げない
- まっすぐまで伸ばす

- 離す時は強く息を吐く
- 手首を挙げている
- アゴを挙げない
- 肩を挙げない

❹ **始めの位置に戻ってきて、休む**

肘を曲げながら、手を自分の身体の方へ、**ゆっくりと**戻してきます。
一緒に、上体をゆっくり起こしてきます。
始めの位置に戻ってきます。
この時、**肩甲骨が挙がらない**ように注意します。
手を開始の位置に戻します。上体が垂直になり、肘が脇につきます。
肩に力が入っていたら、力を抜きます。そのまま約2秒間休みます。

❺ **「❷」から「❹」を繰り返す。休憩をとる**

❷から❹を、決めたセットの回数、繰り返します。
1セットが終わったら、1分間の休憩をとります。

> やりすぎていませんか！
> 練習時間を守りましょう
> "疲れのサイン"は出ていませんか？

8 練習の進め方

練習開始 2 か月目から始められます。
"つまみと握りの練習"の前に、必ず"腕を伸ばすモビングの練習"をします。

（1）練習方法の選び方

お一人おひとりの、**手の機能ステップ、肩肘の機能ステップ、手首の背屈の状態**と、**練習方法を決める時の留意点**に注意しながら練習方法を選びます（⇨78ページ）。

そして、各練習方法が具体的に説明してあるページに進む前に、"**手の機能ステップと練習の目的**"（⇨77ページ）の説明をよく読んで、どのような目的で練習するかを知ってから始めます。

（2）練習レベルの決め方

練習をする時には、練習レベルによって、練習の内容が違います。
手の機能ステップと同じ数を、練習レベルの数として決めて、練習をします。
モビングの練習レベルの決め方と、違うので、注意をしてください。

（3）練習の進め方の原則

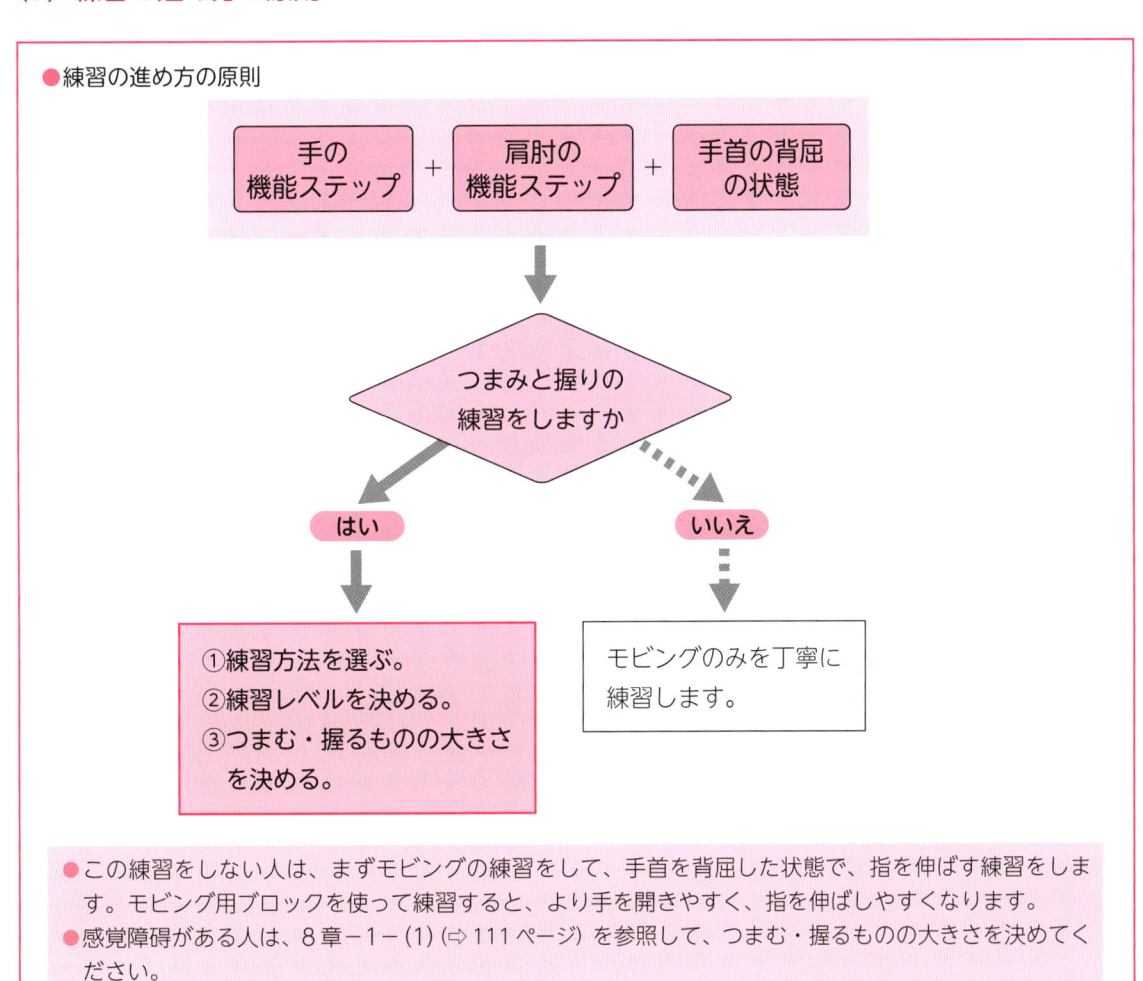

●練習の進め方の原則

```
手の機能ステップ ＋ 肩肘の機能ステップ ＋ 手首の背屈の状態
                    ↓
             つまみと握りの練習をしますか
           ↙はい              いいえ↘
①練習方法を選ぶ。              モビングのみを丁寧に
②練習レベルを決める。          練習します。
③つまむ・握るものの大きさ
  を決める。
```

- この練習をしない人は、まずモビングの練習をして、手首を背屈した状態で、指を伸ばす練習をします。モビング用ブロックを使って練習すると、より手を開きやすく、指を伸ばしやすくなります。
- 感覚障碍がある人は、8章－1－(1)（⇨111ページ）を参照して、つまむ・握るものの大きさを決めてください。

(4) ものの大きさと形の選び方、変え方

①始めは、練習計画表の各練習レベルの、枠の中の1番小さい大きさで練習します。

②各セットの回数が3回以上になったら、新しく1か月の練習計画をつくる時に、次の大きさに進めます。しかし、次の大きさを試して、腕を伸ばしていった時に、**肘をまっすぐまで伸ばして、手首を背屈した状態**で、ものを離せなければ、変えません。

③大きさを変えない場合は、セットの回数を増やしたり、セット数を増やして練習します。そして、手の状態が改善してから、再度、大きさを変えてみます。

(5) 練習開始から1か月間の練習の進め方

この期間、つまみと握りの練習はしません。
モビングのみを行い、2か月目からのつまみと握りの練習に備えます。

**この期間、つまみと握りの練習はしません。
モビングのみを行い、2か月目からの
つまみと握りの練習に備えます。**

なぜ？

モビングの練習は、35ページに書いてありますように、姿勢や練習方法の約束をキチンと守って、正しく練習をしないと効果が出ません。それには、始めの1か月間は多くの練習をしない方がよいのです。

さらに、病気になってから身体を使うことが少なくなっている人は、少しの運動でも身体への負担が大きいからです。

今まで、いろいろ練習してきているので身体は大丈夫という人も、**正しく練習を覚える**ために、1か月間はモビングの練習に集中しましょう。

(6) 練習開始 2 か月目から 1 か月間の練習の進め方

① 練習計画表

<table>
<tr><th colspan="2" rowspan="2"></th><th colspan="4">練習レベル*)</th></tr>
<tr><th>1～3</th><th>4</th><th>5</th><th>6</th></tr>
<tr><td rowspan="2">運動とセット数</td><td>つまみ
ー届く
ー離す</td><td>2～3cm
立方体
1～2セット</td><td>2～4cm
立方体
1～3セット</td><td>5cm
立方体
1～3セット</td><td>5cm
立方体
1～3セット</td></tr>
<tr><td>握り
ー届く
ー離す</td><td></td><td></td><td>6cm
軽い球
0～1セット</td><td>6、7cm
軽い球
0～2セット</td></tr>
<tr><td colspan="2">練習時間</td><td colspan="4">5分以内</td></tr>
<tr><td colspan="2">各セットの回数</td><td>2～3回</td><td colspan="3">2～4回</td></tr>
<tr><td colspan="2">セット数の合計</td><td>1～2セット</td><td colspan="3">1～3セット</td></tr>
</table>

*）練習レベルは、手の機能ステップと同じ数です。
※ 表中の**ものの大きさと形**は、基本です。練習レベル 5、6 では、書かれている立方体の大きさより小さくなることがあります。つまめる大きさで練習します。

> **！ 重要！　手首は"ずっと"背屈している**
>
> 練習の間、手の平を下に向け、手首を、ずっと背屈しているようにします。

② 練習計画をつくる時の留意点
- モビングの"練習計画のつくり方の約束"（⇨58ページ）と、"1 か月ごとの練習計画のつくり方"（⇨60ページ）を見ながら、練習計画をつくります。
- **練習レベルの決め方**は、モビングと違って、**手の機能ステップと同じ数**を、練習レベルの数とするので、注意をしてください。

③ 練習の進め方の留意点
- モビングの"練習の進め方の約束"（⇨59ページ）を見ながら、練習をします。
- ものをつまんで届かせたいところに手を持っていって、離す時は、**肘をまっすぐまで伸ばす**ように注意して練習します。
- ゆっくりと練習し、"疲れのサイン"（⇨24ページ）が出たら中止します。
- 麻痺側の手や肘を健手で支える時は、支える側（健側）の腕が疲れたら中止します。

④ 練習レベル1～3の人の練習方法の選び方
- 肩肘の機能ステップが、4～6の人についてです。
- 手首の背屈ができない人：〔練習A〕（⇨80ページ）で練習します。
- 手首の背屈ができる人：〔練習B〕（⇨80ページ）で練習します。
- ものをつまむ感じを、手でものに触って感じとるための練習です。練習するのが難しい人は、**無理に行う必要はありません。**

⑤ 練習レベル4～6の人の練習方法の選び方
- 手首の背屈ができない人：〔練習A〕（⇨80ページ）で練習します。
- 手首の背屈ができ、肩肘の機能ステップが1～3の人：〔練習C〕（⇨84ページ）で練習します。
- 手の機能ステップが4で、手首の背屈ができ、肩肘の機能ステップが4～6の人：〔練習D〕（⇨84ページ）で練習します。
- 手の機能ステップが5、6で、手首の背屈ができ、肩肘の機能ステップが5、6の人：〔練習D〕と、〔練習E〕（⇨87ページ）で練習します。

(7) 練習開始2か月目からの具体的な練習の例 ——"モビングの練習"と"つまみと握りの練習"を組み合わせた練習

〈手と腕の状態〉
肩肘の機能ステップが5、手の機能ステップが6、手首の背屈は良好です。

〈現在の練習レベル〉
モビングの練習レベルは5、つまみと握りの練習レベルは6です。

〈今までの練習の経過〉
- 最初の1か月間は、肩肘の力が弱く、角度をつけた練習は行ないませんでした。
- 無理をせずに、焦らず、ゆっくりと、少しずつ改善していくように練習してきました。

〈最初に試した案〉
- **モビングの練習**では、角度を5度に上げるのは無理だと思ったので、3度に上げて行ってみました。肘をまっすぐまで伸ばせて行えました。
- 各セットの回数は1か月目より1回増やし5回、セット数の合計も1セット増やし5セットにしました。
- **つまみと握りの練習**は、5cmの立方体を使って、3回を2セット練習しました。
- 次に、6cmの軽い球を試みたのですが、届かせたいところに持っていって、離す時に手首が掌屈したり、まっすぐまで伸ばせていた肘が曲がってきたりして、上手に扱えませんでした。**肩肘の力がついていない**ためと思いました。
- 30秒休んで、5cmの立方体に変えて、3回練習して、練習時間ぎりぎりで終わりました。

〈練習計画〉
- **モビングの練習**は、最初に試した案に同じです。
- **つまみと握りの練習**は、5cmの立方体を使って、各セットの回数は3回、合計のセット数は3セット、練習することにしました。

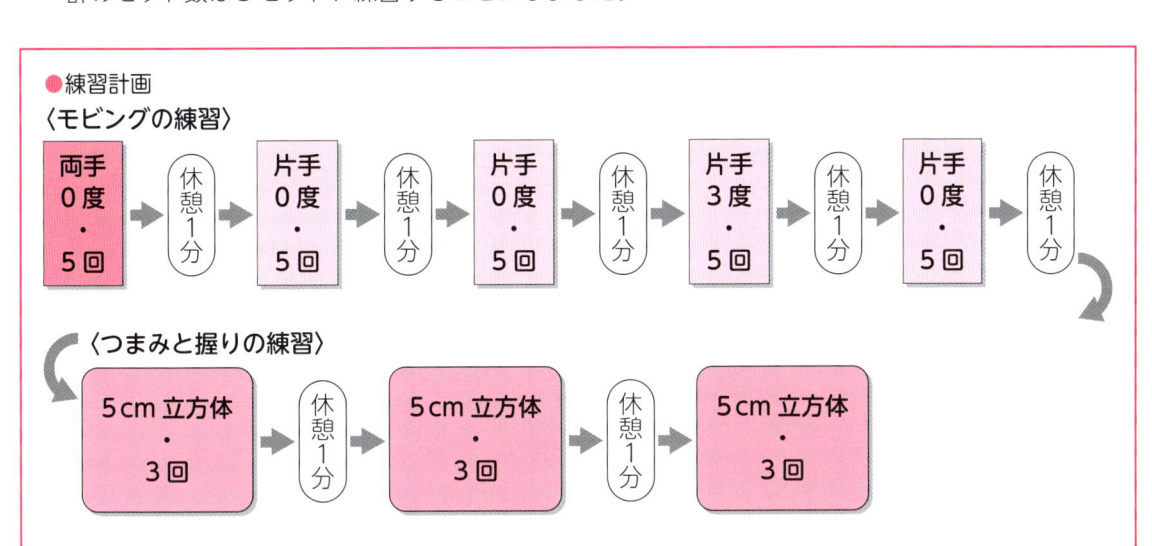

● 練習計画

〈モビングの練習〉

両手0度・5回 → 休憩1分 → 片手0度・5回 → 休憩1分 → 片手0度・5回 → 休憩1分 → 片手3度・5回 → 休憩1分 → 片手0度・5回 → 休憩1分

〈つまみと握りの練習〉

5cm立方体・3回 → 休憩1分 → 5cm立方体・3回 → 休憩1分 → 5cm立方体・3回

この人は、肩肘の力がなかなかついてきていません。
このような人は、焦らないで、丁寧に練習し、ゆっくりと改善を待つことが、大切です。

モビング（練習レベル5）の練習計画をつくれる範囲

- 練習時間：5～10分
- 角度とセット数：

両手0度	1～3セット	片手10度	0～1セット
片手0度	1～5セット	片手5度	0～1セット
片手5度	0～3セット	片手0度	0～1セット

- 各セットの回数：3～6回
- セット数の合計：3～6セット

つまみと握り練習（練習レベル6）の練習計画をつくれる範囲

- 練習時間：5分以内
- 運動とセット数：

  5cm立方体　　　1～3セット
  6、7cm軽い球　 0～2セット
- 各セットの回数：2～4回
- セット数の合計：1～3セット

第5章　● つまみと握りの練習

(8) 練習開始3か月目から1か月間の練習の進め方

① 練習計画表

<table>
<tr><td colspan="2" rowspan="2"></td><td colspan="4">練習レベル*)</td></tr>
<tr><td>1～3</td><td>4</td><td>5</td><td>6</td></tr>
<tr><td rowspan="2">運動とセット数</td><td>つまみ
－届く
－離す</td><td>2～3cm
立方体
1～2セット</td><td>2～4cm
立方体
1～4セット</td><td>5cm
立方体
1～4セット</td><td>5cm
立方体
1～4セット</td></tr>
<tr><td>握り
－届く
－離す</td><td></td><td></td><td>6cm
軽い球
0～3セット</td><td>6、7cm
軽い球
0～3セット</td></tr>
<tr><td colspan="2">練習時間</td><td>5分以内</td><td colspan="3">10分以内</td></tr>
<tr><td colspan="2">各セットの回数</td><td>2～3回</td><td colspan="3">2～5回（3週間目から2～6回）</td></tr>
<tr><td colspan="2">セット数の合計</td><td>1～2セット</td><td colspan="3">1～4セット</td></tr>
</table>

*) 練習レベルは、手の機能ステップと同じ数です。
※ 表中のものの大きさと形は、基本です。練習レベル5、6では、書かれている立方体の大きさより小さくなることがあります。つまめる大きさで練習します。

② 手の状態の改善と練習計画をつくる時の留意点

つまみと握りの練習は、まだ2か月目です。手の機能ステップは、それほど変化しない人が多いです。ほとんどの人は**前の期間と変わりなく、練習していく**ことになります。

しかし、練習を開始してから、3か月目になりますので、多くの人は"**続けて運動できる力**"（耐久力・持久力）がついてきています。練習計画表は、効果を上げるために、各セットの回数を少し多くし、練習時間を長くしてあります。

練習計画をつくる時は、自分の手と腕の状態に合わせることが大切です。決して、"**焦って、無理な練習計画をつくらない**"ように、注意しましょう。

> ❗ **"続けて運動できる力"がついてこない人の練習**
>
> ● できる範囲で無理をせずに練習します。
> ● そして、このような人は、もし時間があれば、**午前と午後に分けて、少なくとも5～6時間の間を空けて2回**行います。
> ● 1回目は、**3か月目からの練習計画**で練習します。
>   2回目は、**2か月目からの練習計画**で練習します。
>
> ◎ モビングの練習の後で、つまみと握り練習をするのを忘れないようにしましょう。

③ 練習の進め方の原則

練習開始2か月目と、ほとんど変わりません。2か月目の説明をよく読んで、練習します。

なお、**練習レベル1〜3の人**で、練習するのが難しい人は、無理に行う必要はありません。

練習レベル4〜6の人で、各セットの終わりまで、"疲れのサイン"（⇨24ページ）が出ることなく、楽に行えれば、例外ですが、3週目から各セットの回数を**1増やしても**よいです。

> ❗ **基本を忘れずに！**
> ①**手首を背屈**した状態で練習する。
> ②手を開き、指を**伸ばす・拡げる**を重点的に練習する。
> ③ものをつまんだり、握ったりして届かせたいところに持っていく時は、**肘をまっすぐになるまで伸ばす**。

（9）練習開始4か月目以降の練習の進め方

練習開始3か月目からの練習計画と、ほとんど変わりがありません。特に、注意が必要なことをあげました。

① 練習の進め方の原則

● 練習時間は、10分を限度に

練習時間は、前月（3か月目）と同じ10分です。

● ものの大きさと形は

ものの大きさと形は、前月（3か月目）と同じです。

● 各セットの回数は、10回を限度に

各セットの回数は、**練習レベル1〜3**は変わりません。

練習レベル4〜6の人は、4か月目は、2〜7回以内。それ以降は、腕の状態の改善にしたがって、2〜10回と、一番多くしても、10回を限度にします。

理由は、続けて練習し過ぎると、手を開きにくくなり、肘を伸ばしにくくなるからです。

● 合計のセット数の決め方は

時間内で、各セットの回数を決め、合計のセット数を決めます。

● 各セットの間の休憩時間のとり方は

各セットの間には、必ず1分間の休みを入れます。自分では疲れがとれるようになったと思っても、1分間は休みます。

● つまみと握りの練習は中止しても大丈夫な人がいます

機能ステップが5〜6の人は、4か月目以降であれば、モビングだけを行っても、改善、あるいは維持していける人が多いからです。

理由は、この段階の人は、手を、毎日の生活の中で使っているので、それほど練習をしなくても、改善、あるいは維持していけるのです。生活の中で、機会を見つけて、**意識的、積極的に使いましょう**（2章－2－（7）　⇨10ページ。生活の中での使い方　⇨113ページ）。

第6章 身体を柔軟にする練習

〈関節を動かし、筋肉を伸ばす練習〉

1 練習の目的

身体の関節や筋肉が、硬くならないようにする練習です。また、硬くなった関節や筋肉を動かして、柔らかくする練習です。

練習の内容は、比較的、硬くなったり、縮まりやすい筋肉や関節を動かすように選んでいます。

次のような時に行います。

- **準備運動**として行います。"モビングの練習"や"つまみと握りの練習"、"健側の腕を強くする練習"（7章 ⇨107ページ）の前に行うと、手や腕、上体が柔らかくなり、練習がしやすくなります。
- "モビングの練習"や"つまみと握りの練習"、"生活の中で麻痺側の手を使う練習"（8章-2 ⇨113ページ）の中で、**"疲れのサイン"が出て**、練習が大変になった時に行います。
- **生活の中**で、麻痺側の手や腕を使って、身体が硬くなったと感じた時に行います。

2 ストレッチ体操

(1) 練習の進め方

感覚障碍のある人は、筋肉を動かしている感じがわかりにくいので、十分に注意して練習してください。

① **無理して伸ばし過ぎないように注意する**

無理に伸ばそうとして、**関節や筋肉を傷めないように**注意して、練習します。

② **気持ちよいと感じる範囲（角度）と時間で伸ばす**

伸ばす時は、気持ちよいと感じる範囲（角度）と時間（おおよそ、10～30秒間）で、筋肉の硬さがとれると感じられるまで、伸ばします。

③ **無理をせずに、ゆっくりと、伸ばす**

無理をせずに、ゆっくりと、図のような姿勢をとりながら、伸ばします。

④ **伸ばしていて、痛みが出たらそこで伸ばすのをやめる**

伸ばしていて、痛みが出たら、そこで伸ばすのをやめます。

⑤ **全身の姿勢にも注意しながら練習する**

伸ばしている腕の関節や筋肉だけでなく、上体や脚など全身の姿勢にも注意しながら、練習します。

⑥ **練習記録をつける**

練習が終わったら、練習した方法などの**記録**を忘れずにつけます（⇨152ページ）。

(2) 練習の方法

①首と健側のストレッチ体操

a. 首のストレッチング

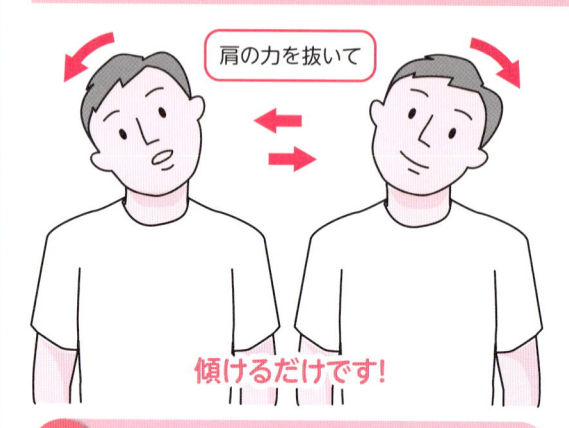

肩の力を抜いて

傾けるだけです！

! **注意！**

首を支えている骨の中を神経が通っているので、動かし方を間違えると、神経を傷つけてしまいます。慎重に練習してください。

※首に、少しであっても痛みなどの問題を感じている人は、行わないようにします。頸椎症などの病気を持っている人は、医師に相談します。

自分の頭の重さを利用して行います。**力を入れないで、伸ばしたい方向に傾けるだけ**です。無理に、伸ばさないように注意しましょう。

背すじをまっすぐに伸ばし、アゴを引いて、頭をまっすぐにして、前後、左右に、ゆっくりと傾けます。

b. 肩のストレッチング

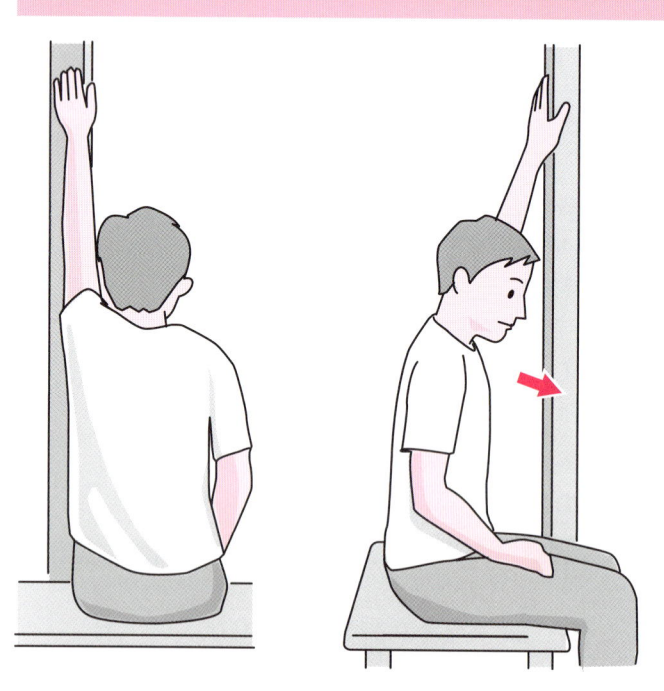

柱の角や、ドアの角を利用します。

健側の腕を挙げて、壁や柱に手の平をつけて、肘を伸ばして、上体を前に傾けます。身体の重みをかけて、肩をストレッチします。

上体を傾け過ぎて、痛みが出ないように注意しながら練習します。

! **伸ばす時は、体重のかけ方が大切！　伸ばす側に体重をかける**

身体の片側だけを伸ばす練習では、伸ばす側に体重をかけると伸ばしやすくなります。

身体を柔軟に
ストレッチ体操

②麻痺側のストレッチ体操

c. 肘から先を外側に回す

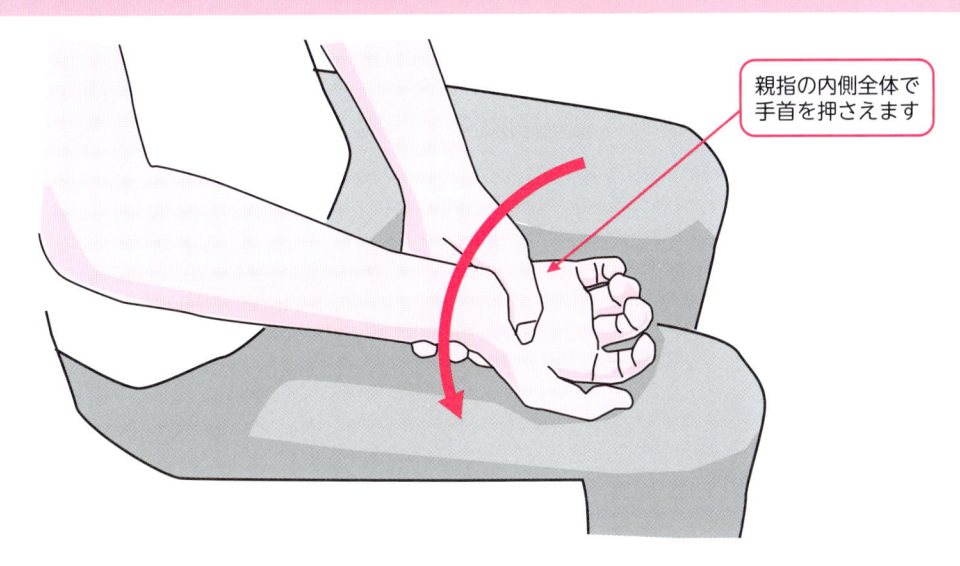

親指の内側全体で手首を押さえます

麻痺側の肘を軽く曲げて、手首を、健側の手で持って、**ゆっくりと**外側に回します。
図のように、太ももの上で行うと回しやすいです。
動かせる範囲を十分に動かします。

d. 手首を伸ばす

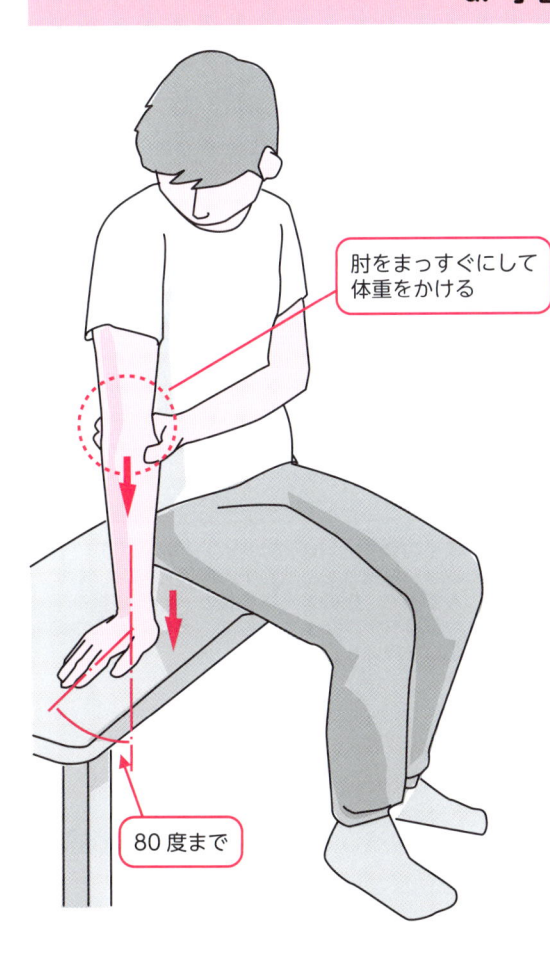

肘をまっすぐにして体重をかける

80度まで

　指を伸ばして、椅子の上に置きます。肘を健側の手で曲がらないように支えながら、伸ばします。
　体重を**軽く**麻痺側の腕にかけて、手首を伸ばします。**麻痺側に体重をかけ過ぎない**ようにするのが大切です。
　手首は、**80度以上曲げない**ように注意します（Q&A 22「ストレッチ体操で、…」⇨ 142ページ）。

> **！ 注意！**
>
> ①**発症から3〜4か月は、手首を傷めやすい**ので行いません。
> ②肩の力（肩周囲の筋肉）が弱っている人は、肩を傷めるので、行いません。
> ③肘が十分伸びない人や、手首に痛みがある人も、行いません。

第6章　身体を柔軟にする練習

> ⚠️ **手首が硬く、背屈しにくい人や、指が伸びにくい人の方法です**
>
> 椅子の端に手を置いて行います。手を置く位置を変えることで、指の伸びる範囲が狭い人がこの方法で練習できます。手首もできる範囲で伸ばします。**麻痺側に体重をかけ過ぎないようにするのが大切です。**

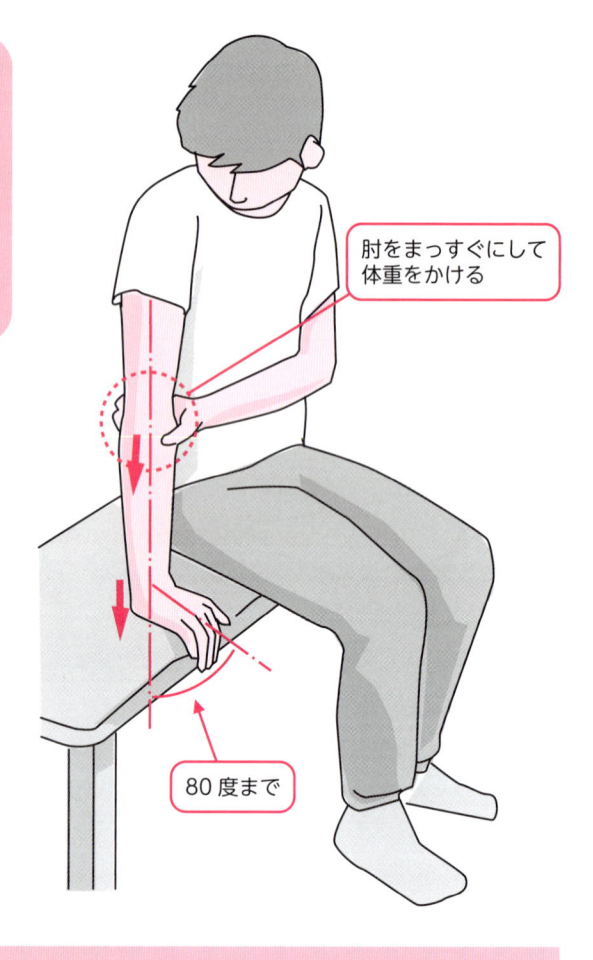

肘をまっすぐにして体重をかける

80度まで

※長い椅子がない時には、同じ高さの椅子を横に置いて行います。

e. 指を伸ばす

手首を背屈して、1本ずつ、指を伸ばします。

図のように太ももの上で行うと、伸ばしやすいです。

各指1回ずつでよいです。

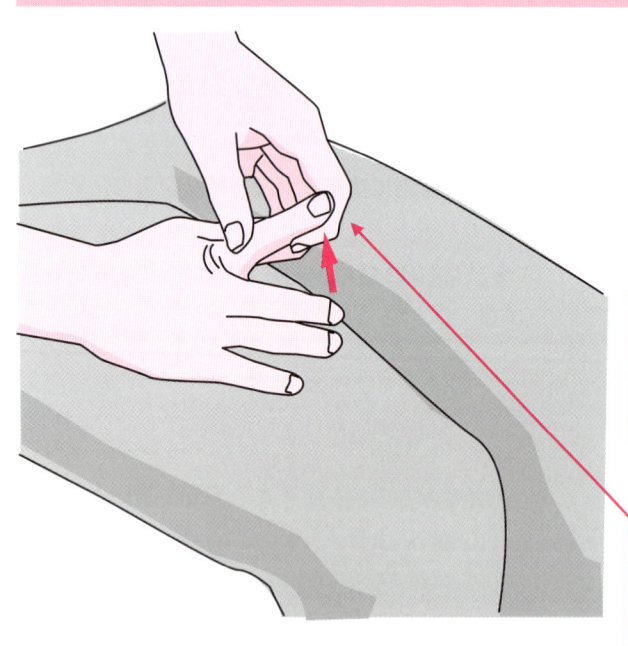

> ⚠️ **手の中の骨は？**
>
> 手の中の骨が全体でどうなっているかは、28ページをご覧ください。

健手の親指と中指で、指の一番手前の骨をしっかり持って、その下の関節を伸ばします。人差指で、指のまん中の骨と一番先の骨を下から持ち上げるようにして、その下の2つの関節を伸ばします。

> ⚠️ **なぜ、手首を背屈して伸ばすのか**
>
> 指を曲げる筋肉の多くは、肘の内側から指先へと手首をとおり越して続いています。手首を背屈した状態で伸ばさないと、この筋肉が縮んで短くなるのを防げないからです。

身体を柔軟に
ストレッチ体操

f. 指を曲げる

手首を背屈して、1本ずつ、ゆっくりと指を曲げます。図のように太ももの上で行うと、指を曲げ（筋肉を伸ばし）やすいです。**各指1回ずつでよいです。**

> 健手の親指の先で、指の先を押して、その下の2つの関節を曲げます。
> と同時に、人差指で、指の根元の関節を曲げます。この練習をする時は、健手で曲げるとともに、指全体を太ももの方に押しつけるようにして、手が動かないようにします。

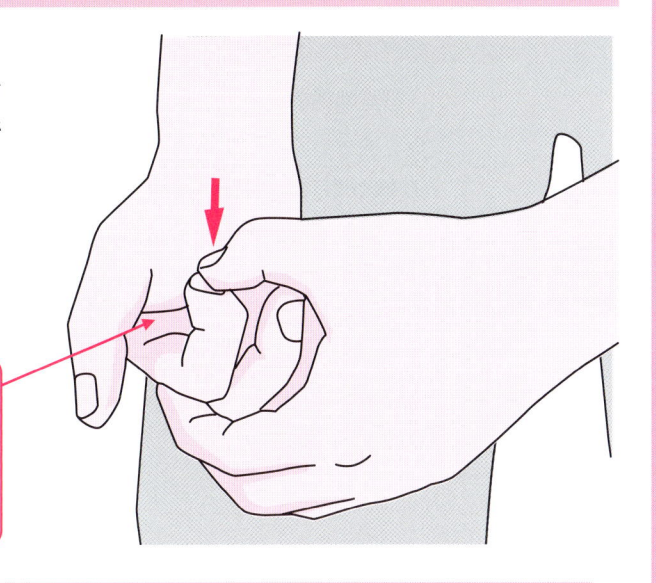

❗ なぜ、手首を背屈して曲げるのか

指を伸ばす筋肉の多くは、肘の外側から指先へと手首をとおり越して続いています。この筋肉の仕組みから、手首を掌屈すると指が伸ばされます（⇨11ページ）。そのため、手首を背屈すると、この筋肉がゆるんで、うまく曲げられます。

無理に掌屈した状態で曲げようとすると、指を伸ばす筋肉を傷めてしまいます。注意しましょう。

g. 水かき（親指と人差し指の間にある）を伸ばす

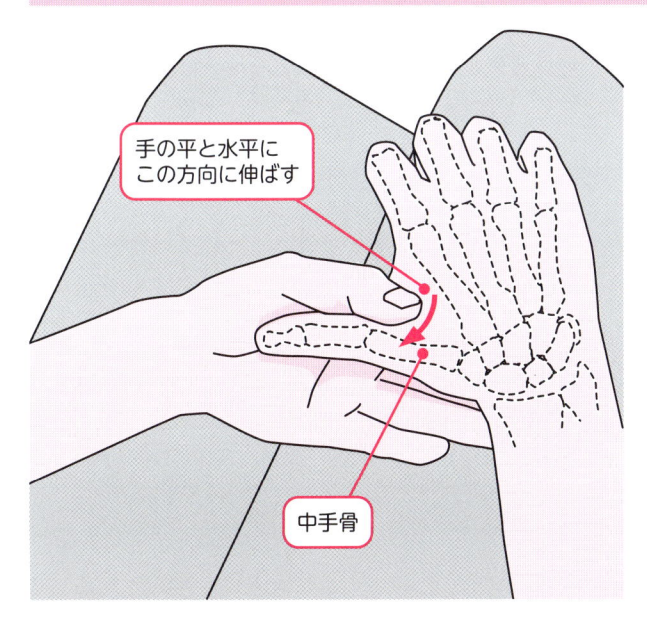

手首を背屈して、手の平の中にある親指の骨を横に開いて、親指と人差し指の間にある水かきを拡げ、伸ばします。

図のように太ももの上で行うと、伸ばしやすいです。

※大切な運動ですが、練習するのが難しいかもしれません。その時は、無理に行わないようにします。

> 手の平と水平にこの方向に伸ばす
> 中手骨

> 指先の骨に力を入れて伸ばすと、指先に近い関節を傷めるので注意します。
> 図のように健側の指先を手の平の中の骨（親指の中手骨）に当てて、そっと力を入れて、水かきを伸ばします。

❗ 指を伸ばしたり、曲げたりする練習は難しい！　無理に練習しない！

指を傷めないように、十分に注意しながら練習してください。
やりにくかったり、やり方が難しければ、練習しません。

第6章　身体を柔軟にする練習

3 腕と上体の関節を動かし、筋肉を伸ばす練習

(1) 練習の進め方

感覚障碍のある人は、筋肉を動かしている感じがわかりにくいので、十分に注意して練習してください。

① **ゆっくりと、決められた範囲と回数で練習する**

ゆっくりと、決められたところまで動かし、元の位置に戻します。**5回（5往復）**行います。

② **動かせる範囲で、無理せず、痛みがでないようにして練習する**

決められたところまで動かせない時は、動かせる範囲を十分に動かします。**無理をしないで、痛みが出ない範囲**で練習します。

③ **練習記録をつける**

練習が終わったら、練習した方法や回数などの**記録**を忘れずにつけます（⇨ 152ページ）。

(2) 練習の方法

h. 腕を挙げる

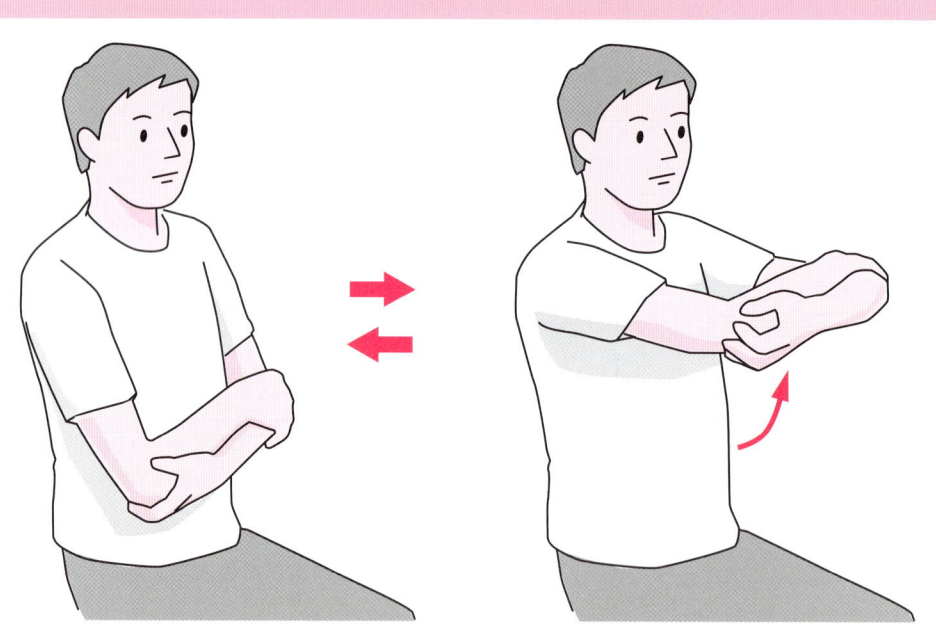

健側の手で麻痺側の肘を持って、肩の高さまで**ゆっくりと**両腕を挙げていきます。
ゆっくりと元の位置に戻します。
動かせる範囲で十分に動かします。

> **麻痺側の腕の動きが少ない場合の両腕の組み方**
>
> ①健手を、麻痺側の腕の下に入れて、軽くつかみます。
> ②健手を、麻痺側の肘の方に移動させ、健側の腕の上に麻痺側の腕をのせます。
> ③健側の肘を前に出すようにして、麻痺側の腕を持ち上げていくと、両腕を組んだ状態で挙げられます。

身体を柔軟に
腕と上体の関節を動かし、
筋肉を柔らかくする

i. 上体を回す、同時に腕も左右に動かして──お腹の前で

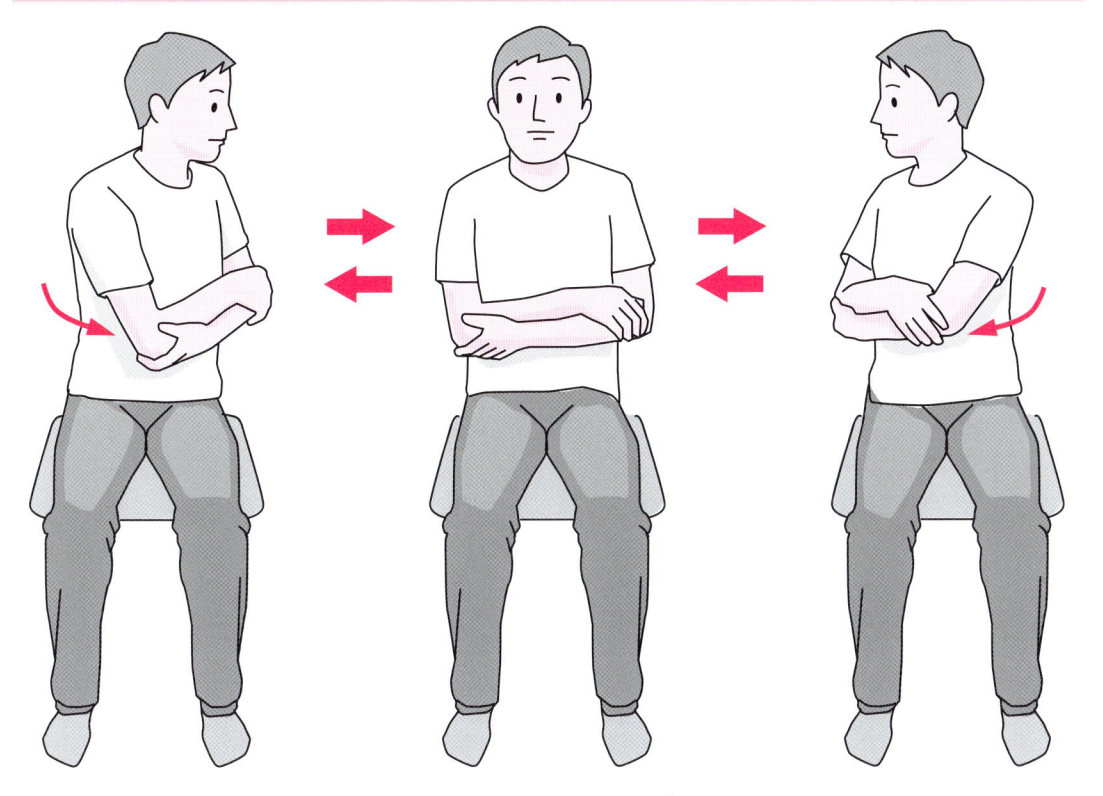

健側の手で麻痺側の肘を持ち、上体を**ゆっくりと**回しながら、腕を中心から左側、次に右側に、**ゆっくりと**動かします。

動かせる範囲を十分に動かします。

j. 上体を回す、同時に腕も左右に動かして──腕を肩の高さまで挙げて

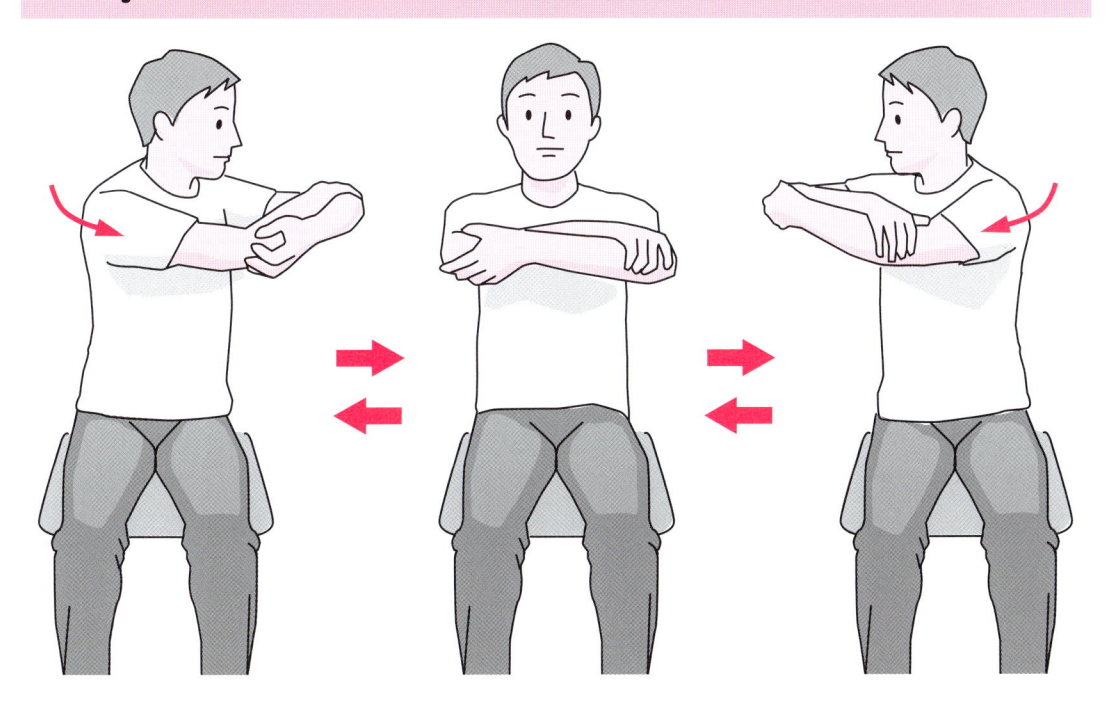

健側の手で麻痺側の肘を持ち、肩の高さまで両腕を挙げます。

上体を**ゆっくりと**回しながら、腕を中心から左側、次に右側に**ゆっくりと**動かします。

動かせる範囲を十分に動かします。

第6章 ● 身体を柔軟にする練習

103

k. 肩を挙げる

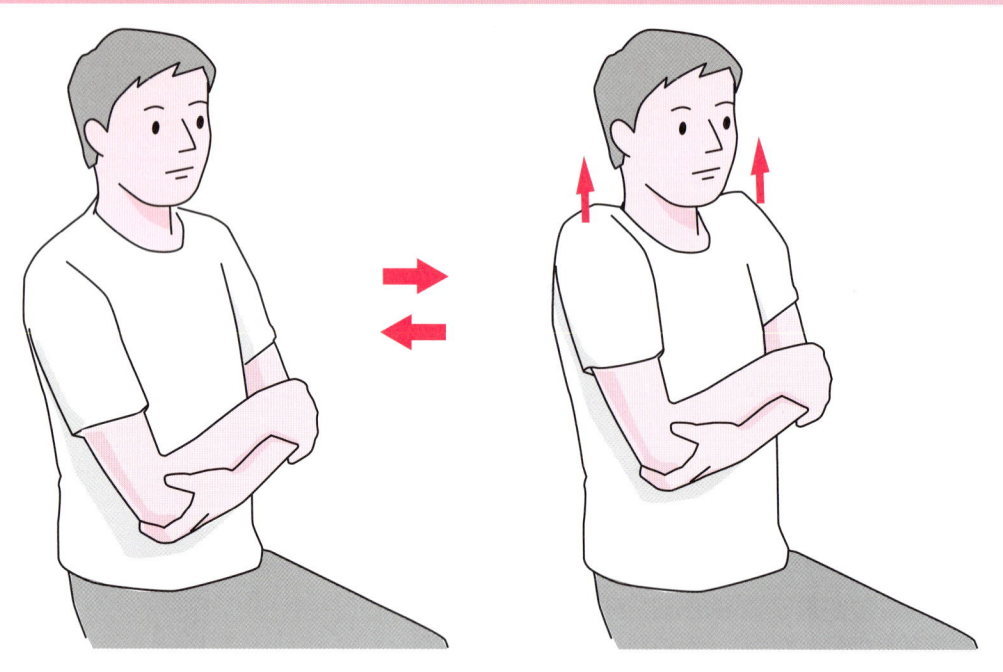

健側の手で麻痺側の肘を持ち、肩をすくめるようにして、**ゆっくりと**両腕（両肩）を挙げます。
ゆっくりと元の位置に戻します。
動かせる範囲を十分に動かします。

l. 肘を曲げる

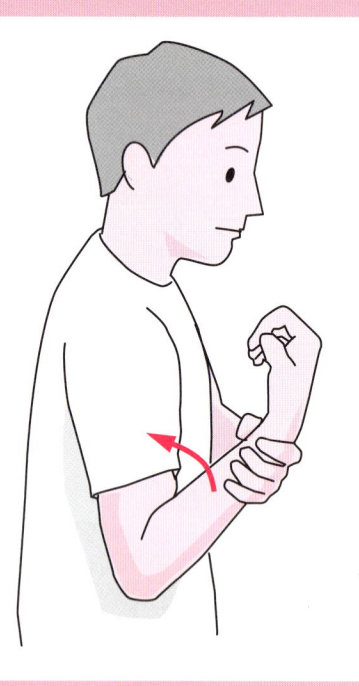

麻痺側の腕（肩から肘までの部分）を図のように身体につけて、健側の手で手首の近くを持って、身体の方に押すようにして、**ゆっくりと**肘を曲げていきます。
ゆっくりと伸ばします。
動かせる範囲を十分に動かします。
曲げていく時は、**手の平が腕とまっすぐに向き合うように注意**して練習します。

❗ 全身の運動をしましょう

どうしても身体が硬くなりがちです。ここで示した練習に加えて、ラジオ体操や、テレビ体操など、一般的に行われている全身を動かす体操を利用して、できる範囲で運動をし、身体を柔軟にしましょう。
運動してみると、意外に、身体が硬くなっているのに気づきます。

❹ 両手のモビングの練習

　両手０度（水平位）のモビングを、ゆっくりと、肘がまっすぐになるまで、十分に伸ばすようにして練習します。

　また、両手０度（小座布団で支える方法）でも、ゆっくりと、肘を伸ばせる範囲まで、十分に伸ばすようにして練習します。

　腕や上体の、硬さをとるのに、大変効果的です。

　セットの回数は、モビングの練習で行っている回数と同じにします。硬さがとれ、気持ちがよいと感じられるまで、練習します。何セット練習してもよいですが、かなり硬くなっていても、２〜３セットで、効果がみられることが多いです。

> **❗ 応用；机を使わないで練習する方法**
>
> - 生活の中などで、腕が硬くなったと感じた時などに簡単にできる方法です。
> - **練習できる人**は、
>   ①肩周囲の筋力が弱くなっておらず、腕を支える必要がなく、
>   ②上体を前に倒していった時に、倒れてしまわない、座っている姿勢がしっかりしている人です。
> - **方法は、両手のモビングの練習とほぼ同じですが、**
>   ①両手を組んで練習します。
>   　両手を組めない時は、麻痺手を下に向けて、健手で麻痺側の手首付近を握って練習します。
>   ②腕を伸ばしていく位置は、ウエストの高さより下にした方が硬さがとれやすいです。
>   ③肘を十分に伸ばしながら、上体を傾けていきます。そして、元に戻ります。

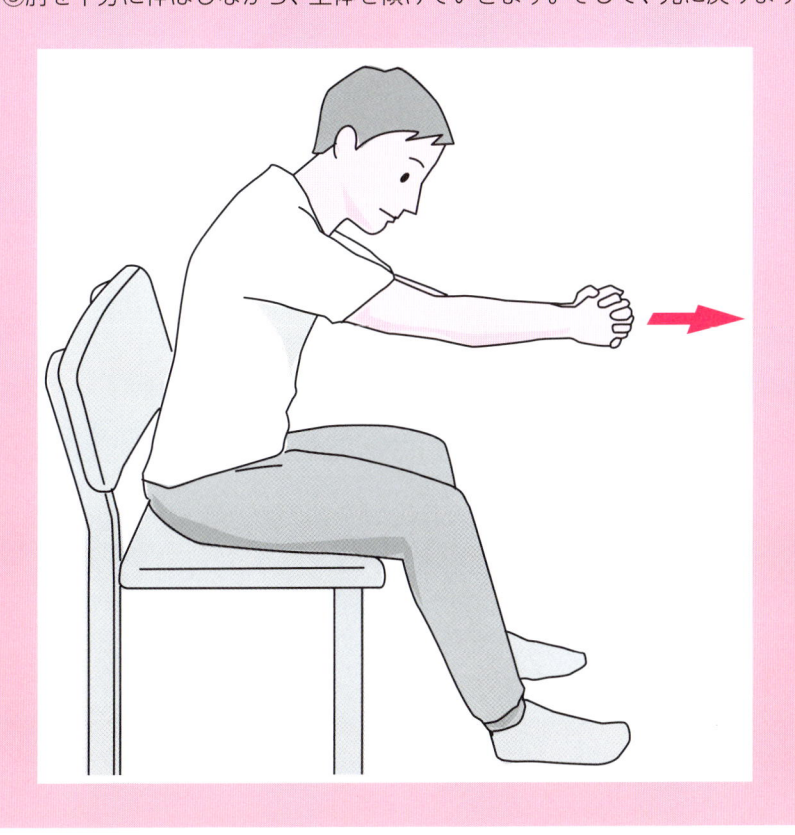

第6章　●身体を柔軟にする練習

第7章 健側の腕を強くする練習
——体力や、時間に余裕がある人に——

"麻痺側の腕の練習"が基本です。
"健側（麻痺のない側）の腕を強くする練習"は**"体力"**と**"時間"**に余裕のある人だけが、行ってください。

1 練習の目的

病気になってから**全身を使う**ことは、少なくなっていませんか。散歩をたくさんしても、上半身はあまり使いません。

また、生活の中では、肩より低い位置で手を使うことが多く、肩周囲筋を使うことが少ないのです。

そのため、健側（麻痺のない側）の腕と手、これらを支えている上体の筋力は弱くなっています。

健側の腕を強くし、一緒に上体の筋力も強くして、姿勢をよくします。

そして、身体を動かし、硬くなっている身体の柔軟さをとり戻していきます。

> **！ 注意！ 健側の腕と手の使い過ぎ**
>
> 片手で、仕事や家事をする人は、健側の腕や手を、いつも使わなければならないので、使い過ぎていることが多いのです。
>
> 変な感じや痛みが出てきたら、できるだけ使うのを減らして、休ませましょう。
>
> それでも、痛みが治らなかったり、強くなったりしたら、医師に相談します。
>
> 一度、痛みが出てしまうと、なかなか治りにくいので**無理をしない**ことが大切です。
>
> 使い過ぎてしまうのは、いろいろなことをするのが好きで、手をよく使う人や、熱中して何かをしがちな人に、多いように思います。**注意しましょう。**

2 練習を始める時期

"腕を伸ばすモビングの練習"を始めて、**3か月目から**始められます。

遅れて始める理由は、身体を使う生活や運動を、病気の前と同じようにはしてこなかった身体には、少しの量の運動でも、大きな負担になるからです。練習する量を少しずつ増やしていきましょう。

3 練習する時の留意点

① **運動は、やさしく、少しずつを基本に練習する**

始めは、休憩を十分にとりながら、続けて繰り返し練習する回数（1セットの回数）を少なくします。

セット数も、始めは少なくして、少しずつ増やしながら練習します。

② ゆっくり、丁寧に練習する
　慌てずに、ゆっくりと、麻痺側の腕の練習と同じようなスピードで、丁寧に練習します。
③ 頑張り過ぎて、痛みが出ないように注意して練習する
　病気の前と比べると、身体を動かす筋肉の力（筋力）が弱くなっています。
　頑張り過ぎて、痛みが出ないように十分に注意します。
④ 身体を全体的に使って練習する
　腕と一緒に、上体も動かします。身体を全体的に使って練習します。

4 練習の進め方

(1) 練習の進め方の原則

① 始めは、次項5の（1）の方法か、（2）の方法で、次に力がついたら（3）の方法で練習する
　始めは、（1）高い位置の容器に軽い球などを入れる練習か、（2）腕を伸ばすモビングの練習、をします。
　筋力がついてきたら、（3）ペットボトルを使用した練習をします。
② 始めのセットの回数、セット数は
　セットの回数は、5～10回にします。セット数は、3～5セットから始めます。
　※機能ステップの段階の低い人は、**書いてある数の小さい数**から始めます。
③ 始めの練習時間は
　各セットの間に30～60秒の休憩を入れながら、5～10分間練習します。
④ 練習記録をつける
　練習が終わったら、練習した方法やセットの回数などの**記録**を忘れずにつけます（⇨152ページ）。

(2) 練習の内容を決めたり、変える時の留意点

① 疲れの状態を目安に練習の内容を決める
　健側の腕は、疲れを感じやすいので、**疲れの状態を目安**に、練習の内容を変えていきます。最初は、疲れが出ないように、そして、翌日や翌々日に疲れが出てこないように、**少ないセットの回数や量、時間**から練習を始めます。
　練習した後の疲れは、お一人おひとり違いがありますが、一般的には、翌日（1日後）より、**2～3日後**に強く出ます。この点に、特に注意しましょう。
② 痛みが出ないように注意して練習の内容を変える
　練習の内容を強くし過ぎて、痛みが出ないように注意します。**痛みは、一度、出てしまうと、なかなかとれにくいのです。**
　特に、**肩は、痛みがとれにくく、生活に差し障りが出る**ので注意しましょう。
　毎日の生活をする上で大切な、良い方の腕です。十分に注意して、練習の内容（強さ）を変えていきます。
③ 同じ練習を5～7日間続けてからセットの回数や量を増やす
　練習をして、特に問題が出なければ、同じ練習を5日～1週間続けてから、最初の練習の1/20～1/10のセットの回数、あるいは量（高さや角度、重さ）を増やすようにします。

④ 量を増やすよりもセットの回数を増やす

　力の弱い人は、量を増やすよりも、セットの回数を増やします。

(3) 一日の中での練習時間

① 5〜6時間の間を置いて練習する

　一日の中で、"麻痺側の腕の練習"とは、5〜6時間、間を空けて行います。例えば、午前中に"麻痺側の腕の練習"をして、午後に"健側の腕を強くする練習"を行います。

　その場合は、麻痺側の腕の練習は、一日一回にします。

② 仕事など自分の生活の状況により、内容や練習を行う時間を工夫する

　例えば、仕事がある人では、朝に、硬くなっている身体の柔軟体操として、"健側の腕を強くする練習"をします。帰宅してから、"麻痺側の腕の練習"をするなど、自分の生活の状況により工夫します。

5 練習の方法

　手を挙げて、腕の重みを利用しながら、腕や上体の筋力を強くしていきます。**姿勢に注意しながら**練習をします。

　そして、少し筋力がついてきたら重さのあるものを使って、より腕や上体の筋力を強くしていきます。

(1) 高い位置の容器に軽い球などを入れる練習

① 練習の内容は

　「5章　つまみと握りの練習」を応用した練習です（⇨73ページ）。

② 練習の姿勢は

　"つまみと握りの練習"の姿勢と同じです（⇨74ページ）。

③ 道具は

　軽い球や立方体を入れる容器（箱や缶など）をのせる箱と台、5cmの軽い立方体を使う他は、**「練習E」に書いてあるもの**と、同じものを使います（⇨87ページ）。

④ 練習の順序は

- 「練習E」と同じように行います。
- 机の上に大きな箱や台を置いて、その上に、容器（カゴや箱）を置いて、軽い球などを1つずつ入れていきます。
- 容器の口の高さは、肩の高さぐらいから始めて、疲れなくなったら、少しずつ上げていきます。

⑤ 練習する時の留意点は

- 大切なのは、高い位置に**投げ入れようとするのではなく**、少しだけ上体を傾けて、手を前方の容器に届かせようとすることです。**肘も、腕も十分に伸ばします。**

　　このように腕を動かすと肩甲骨も一緒に動き、上体の背部の筋肉が使えます。

- 一見すると簡単に見えますので、**練習のし過ぎにならないように**注意します。1セットの回数を守り、各セットの間の休憩をキチンととり、練習時間を守りましょう。

(2) 腕を伸ばすモビングの練習

① 練習の内容は
「第4章 腕を伸ばすモビングの練習」を応用した練習です（⇨ 28 ページ）。

② 練習の姿勢は
"腕を伸ばすモビングの練習"の姿勢と同じです（⇨ 31 ページ）。

③ 練習の順序は
- 始めは、モビングと同じに、タオルの上に手をのせて 0 度で練習します。
- 力がついてきたら、袋に入った 300～400ｇの米などをタオルなどに包んで、その上に手をのせて、軽く握って練習します。

④ 練習する時の留意点は
- モビング台を作っていれば、傾斜をつけて練習できます。この方法だと、上体の背部の筋肉にも、よりよい運動になります。

  ただし、9 章で紹介している軽量簡易型のモビング台は、大きな力を加えられず、台の角度（傾斜）も 25 度までですので、注意して使ってください。

> **❗ モビング用ブロックを使って**
>
> モビング用ブロックを使って練習をしている人は、少し手の形に合いませんが、麻痺側で使っているものを、前後をひっくり返して使うとよいです。

(3) ペットボトルを使用した練習

① 練習の開始時期は
1）、2）の軽い練習を行って、1～2 か月経って、少し動かすのに慣れ、筋力がついてきてから行います。

② 練習の姿勢は
「4 章 腕を伸ばすモビングの練習」の姿勢と同じです（⇨ 31 ページ）。

③ 練習の順序は
椅子に座って、ペットボトルを握って、**肘を伸ばした状態で、背すじを伸ばし、上体を少し健側に傾けて、健側の足裏により体重をかけ、**

　　練習 a．腕を横にまっすぐ挙げる、

　　練習 b．腕を前にまっすぐ挙げる、運動をします。

④ 練習する時の留意点は
練習中は、**ずっと手首が背屈**しているように注意します。

⑤ 練習の内容（強さ）を決める時の留意点は
握りやすい大きさのペットボトルを選びます。ペットボトルの**重さ**は、発症後に練習しないでいた期間や年齢などによりますが、50～100ｇから始めます。中に入れる水の量で重さを調整します。

第8章 その他の練習

1 感覚障碍がある手の練習と生活の中での使い方

　感覚障碍（⇨5ページ）がある手は、手を動かせるのですが、いざものをつまもう、握ろうとすると上手に使えません。例えば、丸いものをつまもうとすると滑って、はじいてしまうようなことがみられます。

　また、感覚がどの程度障碍されているかによりますが、わずかでも障碍されていると、生活の中で手を使う時に、いろいろ困ったことが出てきます。その時には、**手の感覚を、"見ること"で補うのが大切です。**

　それで、使う時にいろいろ難しいことが起こる感覚障碍のある手を、どのように使ったら上手に使えるかを説明します。

(1) 感覚障碍のある手で、つまみと握りの練習をする時に注意したいこと

① 手先をよく見ながら練習する
　ものをつまんだり、握ったりする時には、手先をよく見ながら練習します。

② 始めは、つまみやすいものを使って練習する
　まず、軽くて、角（かど）があって、滑りにくい、2〜3cmぐらいの大きさの立方体のつまみから始めます。

③ 失敗しないでできるものを使って練習する
　失敗しないでできる、8割程度はできる大きさや形のものを使って練習します。

④ ゆっくり、力を入れないで、指先に注意を集中して練習する
　ゆっくりと、力を入れずに、そっと優しく、指先に注意を集中しながら、慎重に、つまんだり、握ったりするようにして練習します。

⑤ 十分休憩を入れながら練習する
　感覚障碍のある手の練習は、大変疲れやすいので、十分休憩を入れながら行います。

⑥ 上手に手を使う練習は、感覚障碍の改善の練習にもなる
　このように注意しながら、上手に手を使う練習は、脳への良い刺激になり、感覚障碍の改善の練習にもなります。

> **！ "手に持ったものを落とすのは、力がないから"、と思っていませんか**
>
> 　感覚障碍（⇨5ページ）があって、ものを落としやすい人の中に、力がないからものを落とす、と思っている人がいます。
>
> 　実際には、ものを持っていても、ものが手に触れている感じがわかりにくくなったり（触覚の障碍）、持っているものの重さや形、固さなどを感じにくくなって、ものを持つ力の調整がうまくできなくなったり（深部感覚の障碍）しているので、ものを落としてしまうのです。

111

（2）生活の中で、感覚障碍のある手を使う時に注意したいこと

① **握っているものから目を離さないで使う**

　握っているものと手を、必ず見ながら、目を離さないで使うことが大切です。

② **疲れやすく、能率が悪くなるのを知っておいて、余裕を持って使う**

　感覚障碍のある手を使うと、使いにくいので、疲れやすく、能率が悪くなります。自分では、疲れてきたり、能率が悪くなったりするのに気づきにくいかもしれません。

　身の回りのことや、家事、仕事などに感覚障碍のある手を使う時には、早めに作業にとりかかるなどの工夫をして、十分に時間をとりながら、余裕を持って行うようにします。

③ **危険性のある作業では、使うのをできるだけ少なくする**

　ケガや火傷など危険性のある作業、例えば、料理で包丁や火を使ったり、ハサミを使ったりする時には、**感覚障碍のある手を使うのはできるだけ少なく**します。そして、やむをえず使う時には、できるだけ誰かに見守ってもらいます。

　なお、このような作業では、無理をして、感覚障碍のある手を使わないことも大切です。

④ **危険性がある作業で補助的に使う時も、できるだけ使うのを少なくする**

　感覚障碍のある手を補助的に使う時、例えば、料理をする時に野菜などを押さえる、ハサミを使う時にものを持つなどでも、危険性があります。**感覚障碍のある手を使うのはできるだけ少なく**します。そして、やむをえず使う時には、できるだけ誰かに見守ってもらいます。

　なお、このような作業では、無理をして、感覚障碍のある手を使わないことも大切です。

⑤ **感覚がほとんどない手は、いつのまにか傷をつけやすいので、危険性のない作業を選んで使う**

　感覚がほとんどない手は、気づかないうちに、熱いものに触って、火傷をしたり、鋭利な刃物に触れて、切ったりします。

　また、感覚がほとんどない手では、痛みや熱さを感じにくいので、**危険なものをすぐには避けられない**ため、**傷つきやすく、傷もひどくなりやすい**のです。危険性のない作業を選んで使います。

> **❗ 生活の中で気づかれる感覚障碍**
>
> 　このような方がいました。麻痺が軽く、練習をしていてもほとんど普通に使えていました。感覚障碍があるようには見えませんでした。
>
> 　しかし、生活の中では、朝、郵便受けから新聞を取って、家に入り、食卓まで持ってくる間に落とすことがあり、何となく手の感じが変だと言っていました。
>
> 　麻痺側の手を使う時、特に**落としたら大変なものを持つ時**や、**危険なものを扱う時には十分に注意**してもらうようにしました。

2 生活の中で麻痺側の手を使う練習

手の状態に合わせて、無理をしないで使います。

手と肩肘の機能ステップが、どちらも4以上になったら、少しずつ使っていきましょう（⇨8ページ）。

麻痺側の手は、使い勝手が悪く、意識して使うようにしないと、使えるようにはならないのです（2章-2-(7) ⇨10ページ）。練習のつもりで慎重に、考えながら使っていきましょう。

それで、表題の最後を"練習"としました。生活の中で使うのですから、練習はおかしいかもしれませんが、練習のつもりで手を使っていただきたい、との気持ちをこめました。

(1) 生活の中で、麻痺側の手を使う時の使い方

① **ゆるゆると、ゆっくりと使う**

あわてず、あせらず、少しずつ、ゆるゆると、ゆっくり使います。

② **始めは身の回りのことから使う**

まずは、家庭で身のまわりのことから使い始めます。それから、家事や仕事、スポーツなどでも使っていきます。

③ **一度にたくさん使おうとしないで、休みながら使う**

一度にたくさん手を使うと、手が硬くなって開きにくくなったり、肘が曲がったまま伸ばしにくくなるなどの"疲れのサイン"（⇨24ページ）が出てきます。

一度にたくさん手を使おうとしないで、"疲れのサイン"が出ない範囲で使うことが大切です。

それでも、どうしてもたくさん使いたい時には、途中で少し休んで、"疲れのサイン"が出なくなってからまた使います。休んでも"疲れのサイン"がとれない時は、身体を柔軟にする練習をします。

> ❗ **麻痺の強い手を使う時には、短時間で終わるようにして使う**
>
> 機能ステップの段階の低い手で、押さえるなどの動作をする時には、短時間で終わるようにして使います。
>
> また、健手で何かをしていると、特に**力を入れる作業では**、麻痺側の手が曲がってきて、作業を失敗させたり、危険なことになったりします。**注意しましょう。**

④ **使った後は、十分に伸ばす**

使った後は、腕や手が硬くなっています。必ず、指や手首、肘を伸ばすなど、身体を柔軟にする練習を十分にします（⇨97ページ）。

⑤ **感覚障碍や高次脳機能障碍のある人は、安全に注意して使う**

感覚障碍のある人では、持っているものを落とす、手が勝手に動いてしまいものを倒してしまうなどの危険性があります。**いつも手を見ながら使う**ことを忘れないようにします（⇨111ページ）。

そして、熱いものや、先の尖ったもの、刃物などをやむをえず扱う時には、危険性が高いので、できるだけ使うのを少なくします。そして、できるだけ誰かに見

守ってもらいます。

また、高次脳機能障碍のある人の中には、手が使いにくくなったり、空間の一部分が見えにくくなったりする症状がみられます。このような人が、手を使おうとする時にも、感覚障碍のある人と同じような注意が必要になります。

(2) 生活の中で、実際に麻痺側の手を使う時には

① 食事をする時は――麻痺手で食事をしたい時（麻痺手が利き手の場合）

最初は、健手（健側の手）で食べる練習をして、麻痺手（麻痺側の手）は押さえるなどして、"疲れのサイン"（⇨24ページ）が出ない範囲で、少しずつ使っていきます。

手と腕の状態が改善してきたら、まず、麻痺手で、フォークや、スプーンを"疲れのサイン"が出ない範囲で使ってみます。"疲れのサイン"が出てきたら休み、その間は健手で食べます。"疲れのサイン"がとれたら、再び使います。

そうやって**健手と麻痺手を交互に使い**、麻痺手を使う時間を少しずつ延ばしていきます。

なお、**字を書くなどの利き手で行う作業でも同じような使い方**をします。

また、**両手を使って行う作業**で、麻痺手を使う場合も、少しずつ麻痺手を作業に参加させるように使っていくことが大切です。

② 仕事で使う時は、余裕のある時に使ってみる

社会生活、特に仕事で使う時には、どうしても早く行う必要のあることが多いです。時間に余裕のある時に、まず試しに使ってみて、少しずつ使う時間を延ばしていきます。

③ スポーツで使う時は

大きく、速く腕を振り上げたり、振り下げたりして使う動きが含まれているスポーツ（例えば、卓球、ゴルフのスイング、剣道の素振り）は、肩の痛みを起こしやすいので、注意します。

> **！ スポーツでの使い方；ゴルフを例に**
>
> ゴルフは、多くの人が好んでいるスポーツの1つでしょう。腕が動くようになったら、やってみたいと思われる人が多いようです。プレーの中で歩くのは良い運動になるのでなおさらです。
>
> しかし、初めからスイングしようと思うと肩を痛めます。まずパターで、ミニゴルフから始めましょう。実際にゴルフ場でプレーするのは、腕の状態が改善し、機能ステップ6になってから、それでも慎重に始めましょう。

(3) 生活の中で、麻痺側の手を使う時に注意したいこと

　誤った使い方をしていると、練習でせっかく良くした手が、またもとへ戻ってしまいます。手の状態によりますが、次のような使い方をしないように、あるいは使うのを止めるように、注意しましょう。

　以下に、まとめました。

　　a. 手首を掌屈して（手の平の方に曲げて）使わない。
　　b. 親指の関節が曲がって、人差し指より内側に入るようにして使わない。
　　c. 肘を長時間曲げて使わない。
　　d. 重いものを持って、手首が掌屈してきたら、使うのを止める。
　　e. 重いものを持って、手が開かなくなってきたら、使うのを止める。

> **！ 注意！　冷やさないように**
>
> 　手を冷やすと硬くなり、こわばって開かなくなります。**冷やさないように注意**しましょう。

> **！ 実際の使い方：食事を例に**
>
> ①食器が動かないよう、図のように、手を添えるようにして持ちます。
> ②ご飯の入った茶碗は、始めはテーブルの上で押さえて持ち、残り少なくなったら、図のように持ち上げて食べます。
>
> ●右手に麻痺がある人
>
> ①食器が動かないように手を添えます。
>
> ②残り少なくなったご飯が入っている茶碗を持ち上げます。

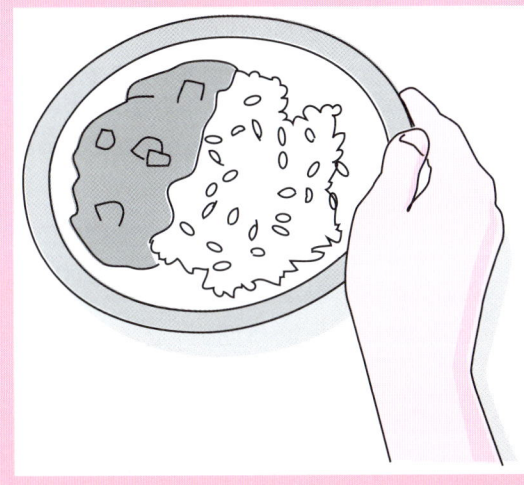

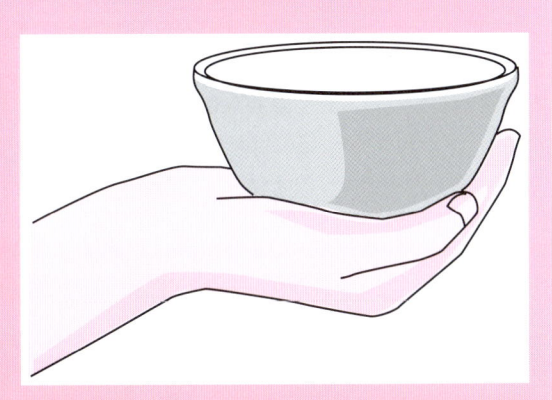

第8章　その他の練習

３ 手の使いやすさを高める練習

〈肩肘と手の機能ステップが６の人の"追加"の練習〉

練習開始４か月目から行えます。無理をせずに、もっと後から始めてもよいです。

この練習は、肩肘と手の機能ステップが、どちらも６の人で、麻痺の改善が良く、筋肉の緊張が強くなる状態がほとんどなくなった人の練習です。

これまでに改善してきた腕の状態を悪くしないように、慎重に行ってください。ステップ６であっても、手の状態には個人差があるので、少しでも無理だと思ったら行いません。

５章"**つまみと握りの練習**"の追加の練習ですから、今までの練習と違っている事柄だけについて説明します。

(1) 練習の目的

手と腕の状態の改善が進んで、より手の使いやすさを望む場合、例えば、仕事で必要があるなど**特別な事情がある場合**に練習します。

(2) 練習の進め方

どの練習をするか、自分の現在の手と腕の状態と、練習する必要性や目的を考えて決めます。

① 始めは、どれか１つの方法を使って練習する

始めは、どの練習をするか、練習する必要性を考えて決めます。その時には、**自分の現在の手と腕の状態を十分に考えて、無理にならない練習方法を選びます。**

機能ステップ６であっても、手と腕の状態には、大きな差があるからです。

② 練習時間は

練習時間はつまみと握りの練習時間として決められている **10分**の中で行います。この練習が加わるため、今まで行ってきた練習を少なくします。

③ １セットから始める

つまみと握りの練習計画の約束、"どのセットも同じ回数にする"とは違って、**他のセットの回数よりは少なくなる**かもしれませんが、**2～3回**を１セットとして、１セットから始めます。

④ 同じ練習を２週間続けてからセットの回数を増やせる

練習をしてみて、"疲れのサイン"が出なければ、同じ練習を**2週間**続けてから、セットの回数を１増やせます。

⑤ セットの回数が５回になったらセット数を増やせる

少しずつセットの回数を増やしていき、５回になったら、セット数を増やせます。セット数を増やしたら、セットの回数を**2～3回**にします。

⑥ 練習する内容の変え方は

- セットの回数が５回になったら、ものの形や大きさ、台の高さ、持っていく方向などを変えられます。
- この時、変えられるのは、大きさや形など１つの内容だけです。
- 練習の内容を変えたら、セットの回数は、**2～3回**から始めます。

その他
手の使いやすさを高める

(3) 練習方法

いろいろな練習方法があります。

手の使いやすさを高める練習
〈肩肘と手の機能ステップが6の人の"追加"の練習〉

①大きな軽い球を握る練習

● 練習の内容は

大きな、軽い球を使って、容器に入れる練習です。

● 道具は
- 8cm以上の発泡スチロールの球の上に、薄く綿を巻いたり、布を貼ったりしたものを使います。（作り方 ⇨ 131ページ）。
- 高さ20cmの容器を使います。

● 練習を難しくするには

球の大きさを、1cmの間隔で大きくしていきます。

● 練習する時に注意したいこと

肘を十分に伸ばして、球を握った手を前の方、できるだけ遠い位置へと持っていきます。

● 練習の順序は
- "つまみと握りの練習"「練習E」と同じように行います（⇨87ページ）。
- 球を前方の容器に、1つずつ入れていきます。

❶ 握る

親指と各指の間を大きく開いて、握ります。

手首が下がりがちになりますが、図のように十分に背屈したままの状態で握ります。

※球が大きくなると、指の間を開く（拡げる）のが難しくなって、手首が下がりやすくなります。球を握っていて手首が下がって（掌屈）しまったら、球の大きさが大き過ぎるのです。球の大きさを小さくします。

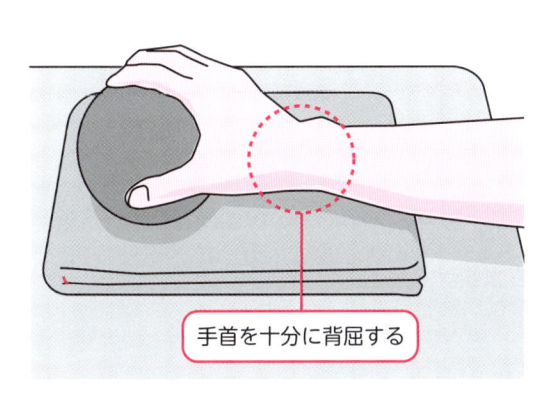

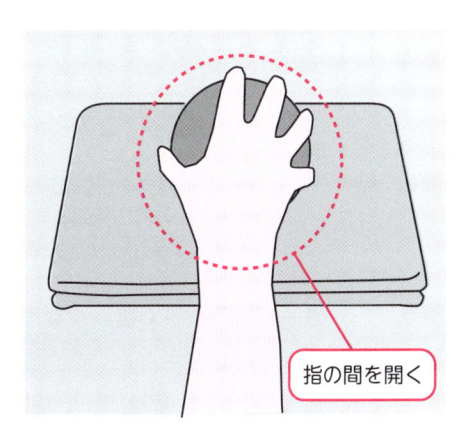

手首を十分に背屈する　　指の間を開く

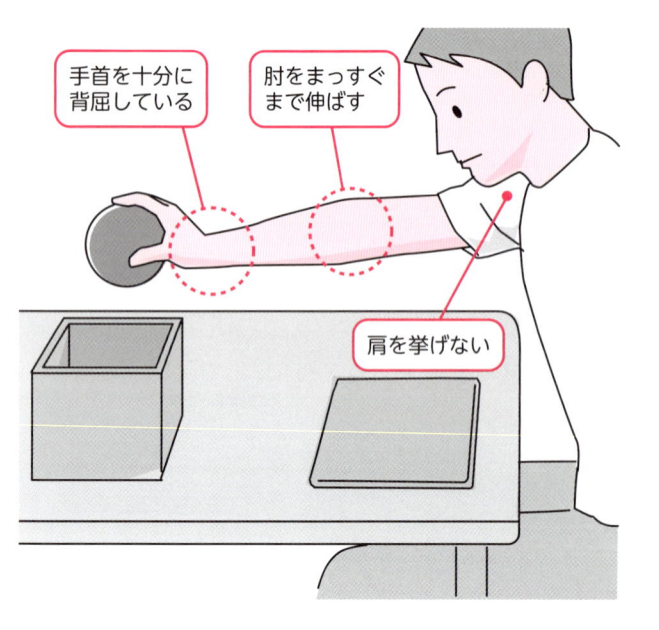

❷**肘がまっすぐ伸びる位置まで手を持っていく**

手首を十分に背屈しています。

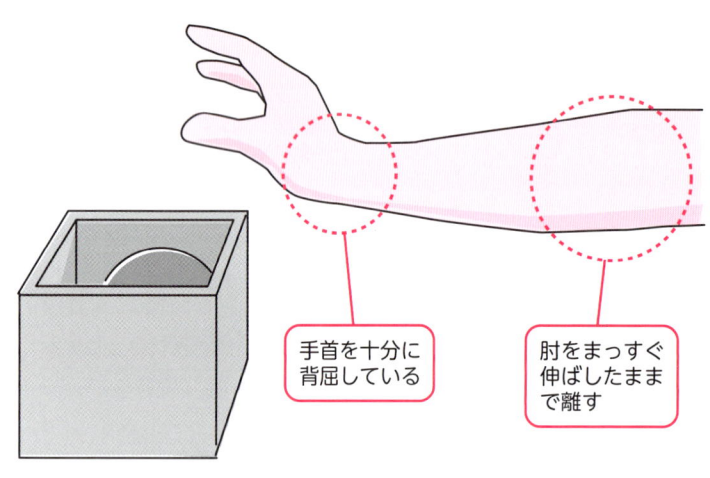

- 手首を十分に背屈している
- 肘をまっすぐまで伸ばす
- 肩を挙げない

❸**離す**

容器に球を入れるようにして、離します。

肘をまっすぐまで伸ばし、**手首を十分に背屈したまま**で、離します。

- 手首を十分に背屈している
- 肘をまっすぐ伸ばしたままで離す

やりすぎに注意!

②小さなものをつまむ練習

● **練習の内容は**

練習a. 指の先端が合わさるようにして、小さなものから極めて小さなものをつまんで容器に入れる練習。

練習b. 薄く平たいものをつまんで、容器に入れる練習。

練習c. 棒をつまんで、口の細いビンに入れたり、厚みのある板に空けた穴に立てる練習。
この練習は、つまむだけでなく、手を外側に回すという運動が加わります。やや応用的な練習になります。

● **道具は**　※書いてある順序で難しくなっていきます。

練習a.
- 2cmぐらいの、軽く、滑りにくい木製の球。
- プラスチックの丸い球や、ビー玉（ガラス玉）などの、小さく、滑りやすい球。
- パチンコ玉のような、重く滑りやすい球。

練習b.
- オセロゲームの駒のような、薄く平たいもの。
- おはじき、硬貨のような、より薄く平たいもの。

練習 c.
- 四角い棒や、丸い棒、割り箸を7cmぐらいに切った棒、楊枝の尖った先を切った棒など、いろいろな太さの細長く軽い棒。
- 釘をそのまま、あるいは釘の先端と頭をペンチなどで切り取った、重くて滑りやすい棒。
- 口の細いビンや、穴を空けた発泡スチロールの厚みのある板など、棒を入れたり、立てたりするためのもの。

● 練習を難しくするには
- 練習a ⇒ 練習b ⇒ 練習c と難しくなります。
- つまむものの大きさ、滑りやすさ、重さを、各練習の道具に書いてある順序にしたがって、変えていきます。

● 練習の方法は

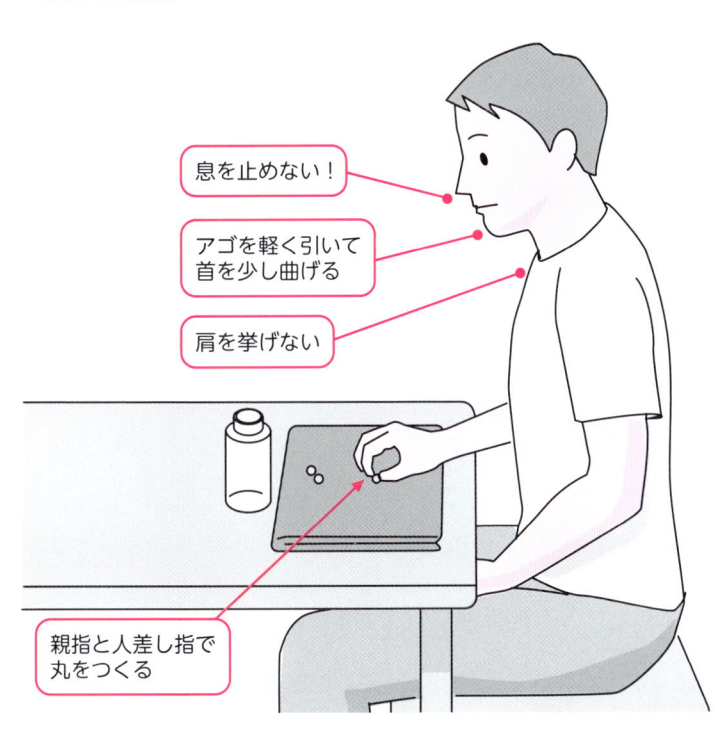

息を止めない！
アゴを軽く引いて首を少し曲げる
肩を挙げない
親指と人差し指で丸をつくる

❶ 練習 a. 丸い小さなものをつまんで、容器に入れる

図のように親指と人差し指で丸をつくるようにしてつまみます。

つまみやすいように、下にタオルを敷いています。

図は、つまみの方法がわかりやすいように、小さなものをつまんでいます。

始めは、もう少し大きく、滑りにくいものからつまみます。

※2cmぐらいの木製の球から始め、球の大きさを小さくしていきます。そして、滑りやすいビー玉（ガラス玉）や、ここに描かれているように滑りやすく重い金属球へと、少しずつ難しくしていきます。

注意！ つまむ時に、上体が健側に傾いたり、肩が挙がらないように注意します。

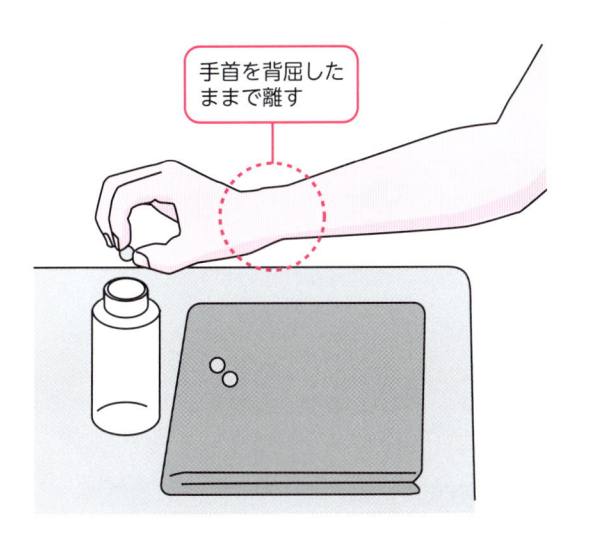

手首を背屈したままで離す

つまむのは難しいので、始めは、容器は近くに置きます。

容器の口をもっと広く、高さの低い容器にすれば、よりやさしくなります。

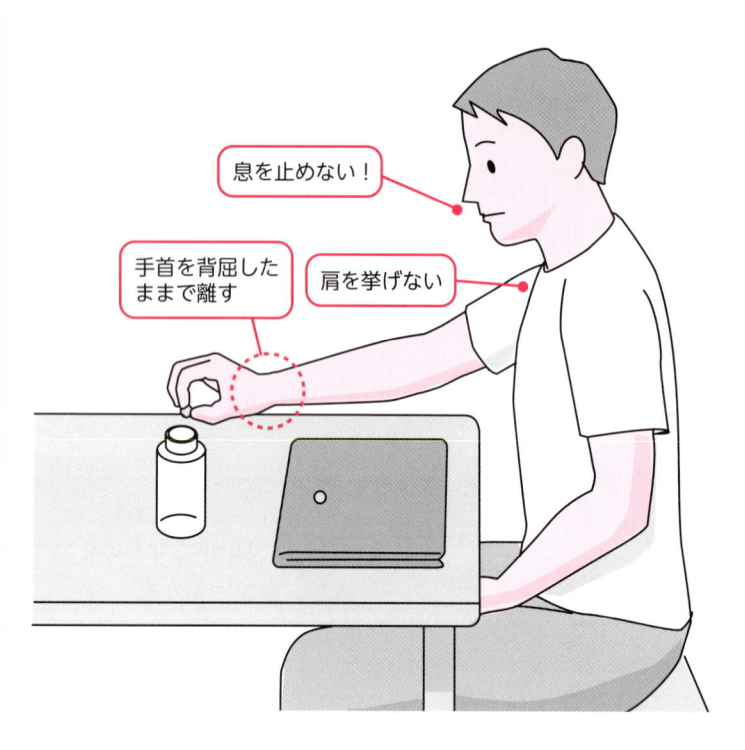

上手にできるようになってきたら、容器の位置を少し遠くに置きます。

息を止めない！

手首を背屈したままで離す

肩を挙げない

❷ **練習 b．薄く平たいものをつまんで、容器に入れる**

❶と同じように、親指と人差し指で丸をつくってつまみます。平たいので、上手に指先でつままないと、平たいままではつまめません。❶より難しいです。

平たくつまんだままで、容器に入れます。

つまみやすいように、下にタオルを敷いています。

※つまむものの大きさ、滑りやすさ、重さを変えて、少しずつ難しくしていきます。周囲にギザギザのあるものの方がやさしいです。

注意！ つまむ時に、上体が健側に傾いたり、肩が挙がらないように注意します。

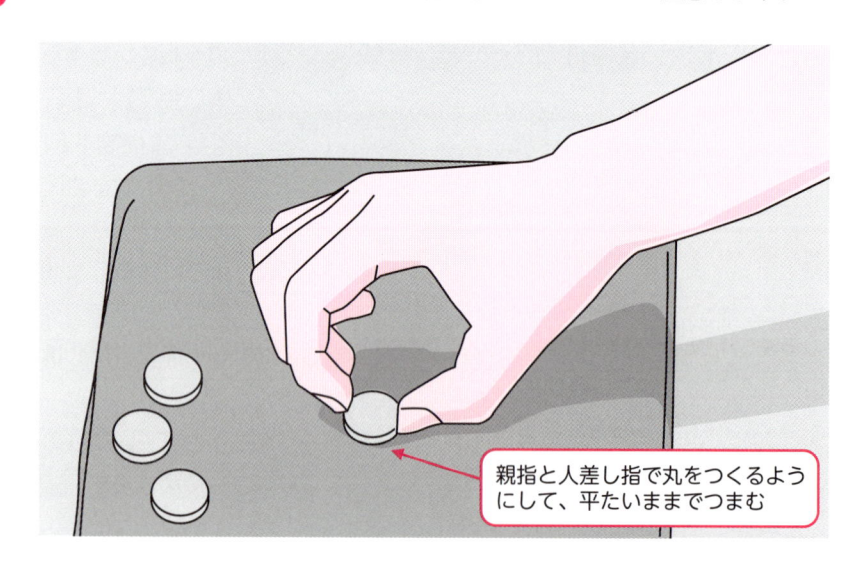

親指と人差し指で丸をつくるようにして、平たいままでつまむ

やりすぎていませんか！
練習時間を守りましょう
"疲れのサイン"は出ていませんか？

> その他
> 手の使いやすさを高める

❸ 練習c．棒をつまんで、口の細い容器に入れたり、板に空けた穴に立てる

　手首を背屈した状態で、棒の先端部分をつまみます。手を外側へ回して、棒を立てます。細い口のビンに入れたり、板に空けた穴に立てます。

※棒の下の方をつまむと、安定感が悪く、つまんでいるのが難しくなります。
※ビンの口が広くなると、手を外側に回す角度が少なくて済むので、やさしくなります。

注意！ つまむ時に、上体が健側に傾いたり、肩が挙がらないように注意します。

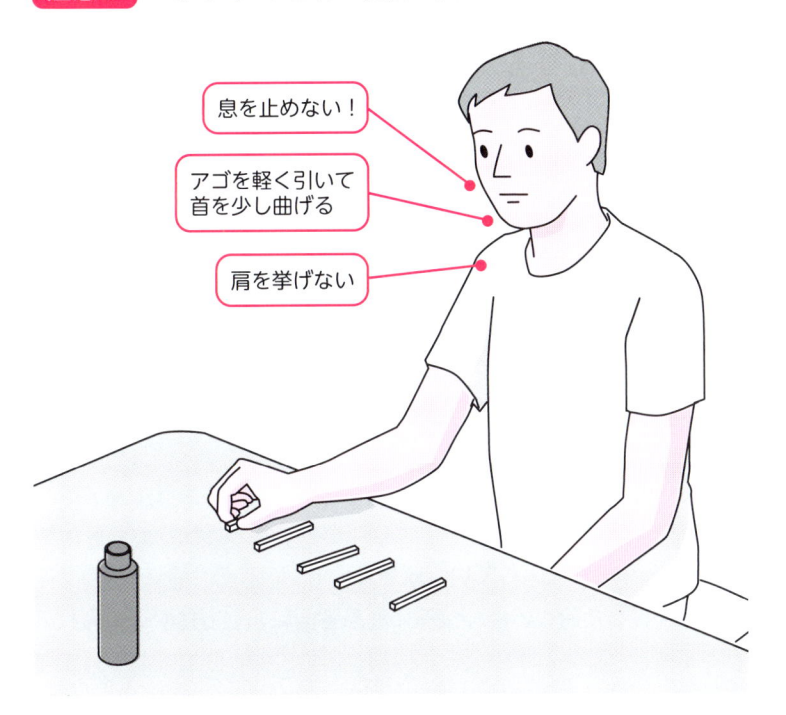

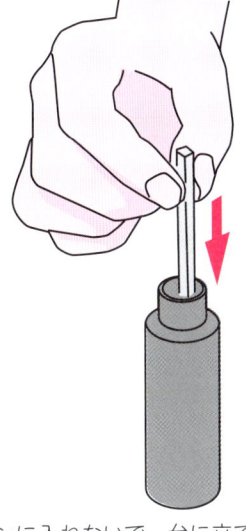

- 息を止めない！
- アゴを軽く引いて首を少し曲げる
- 肩を挙げない

ビンに入れないで、台に立ててもよいです。棒は、四角・丸、太い・細い、長い・短いなどいろいろ難しさを変えられます。

③高いところへ持っていく練習

　手を高いところへ持っていくとともに、手と腕、上体の使い方もこれまでの練習にはなかった使い方をする練習があります。

●練習の内容は
- **練習a．** 高さ20cm以上の容器に、立方体や球を入れていく練習。
- **練習b．** 高さ20cm以上の台の上に、立方体をのせる練習。
- **練習c．** 5cmの立方体を、まっすぐ上に積んでいく練習。
- **練習d．** 容器を麻痺側の身体の横に置いて、立方体や球を入れていく練習。
　練習aの容器を置く位置と高さを変えて、上体を横へ傾ける運動を加えた練習です。容器の高さは5cmから始めます。

●道具は
- 5章"つまみと握りの練習"で使った、5cmの大きさの立方体、直径6cmの球を使います（⇨73ページ）。
- 立方体や球を入れる容器。容器の高さを上げたり、台にする箱など。

※このように高い位置での練習は、ここで使っている**5、6cmぐらいの大きさ**の立方体や球を使って練習するのが、**手への負担が少ない**ために適しています。

●練習を難しくするには
- **台の高さや、一番上の立方体までの高さを同じにした場合は、**
　練習a ⇒ 練習b ⇒ 練習c ⇒ 練習d　と難しくなります。
- どの練習も、低い高さから始めます。

第8章　●その他の練習

- 練習dでは、低い高さで、容器を置く位置を身体の中心から少しずつ横の方へ変えながら練習します。始めから真横へ置いて練習しません。

●**練習する時に注意したいこと**
- 練習aとdでは、ものを離す時には、肘が十分に伸びていることが大切です。
- 身体のいろいろな部分の動きに細かく注意しながら練習していきましょう。特に、**姿勢への注意**が大切です。必ず、**麻痺側の足裏により多く体重がかかっている**ことを確認しながら練習します。
- 高さを上げることや容器を置く位置を変えることに気をとられて、無理をして、**既に覚えた腕や手の使い方を崩してしまわないように**、十分に注意しましょう。

> ❗ **持っていく位置や方法が変わると、使う力や筋肉が変わります**
>
> 容器を置く位置が、高くなったり、身体から離れて遠くになると、腕を挙げている時間が長くなり、腕の力がより必要になります。身体の横の方になれば、前の方とは少し違った筋肉の使い方になります。
>
> また、立方体を積む練習では、立方体を積むのに、空中に腕を挙げ続けていなければならないので、他の練習とは違った腕の筋肉の使い方になります。

●**練習の方法は**

❶ **練習a. 高さ20cm以上の容器に、立方体や球を入れていく練習**

　上体を前に傾けて、肘をまっすぐまで伸ばした時に、届く位置にある容器に、立方体や球を入れていきます。

　腕を前、やや外側に持っていき、肘をまっすぐまで伸ばして練習します。

注意！ 健側の肩が挙がったり、前に出たりしないように、健手を腰の後ろ中心付近に置きます。

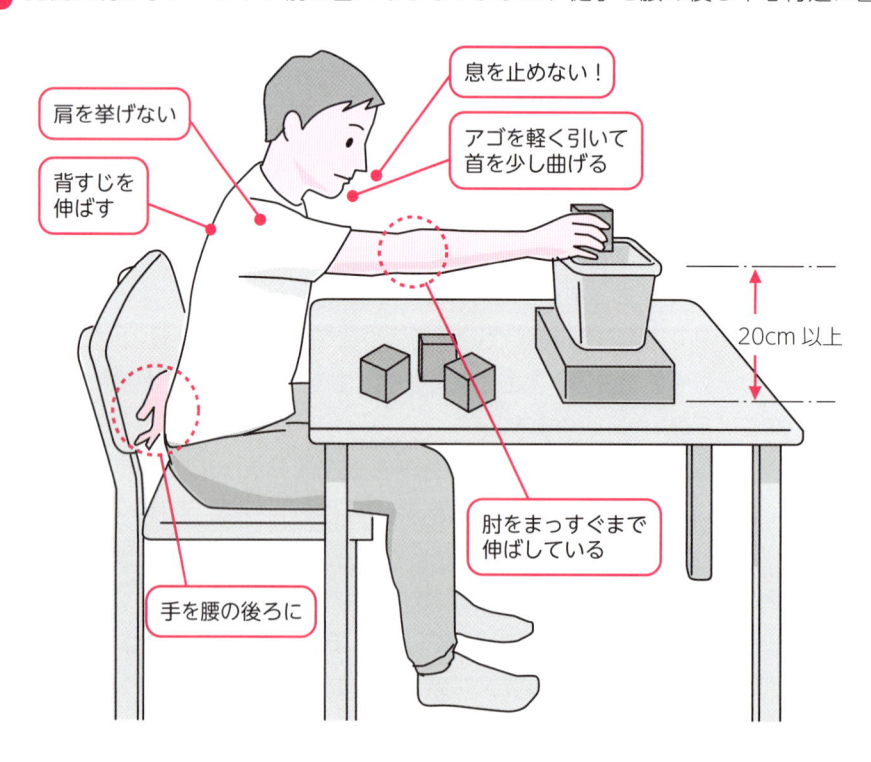

その他
手の使いやすさを高める

❷ 練習 b．高さ20cm以上の台の上に、立方体をのせる練習

　上体を少し前に傾けて、肘をわずかに曲げて伸ばした時に、届く位置にある台に、立方体をのせていきます。

　腕を前、やや外側に持っていき、肘を、わずかに曲げた状態まで伸ばして練習します。

注意！ 健側の肩が挙がったり、前に出たりしないように、健手を腰の後ろ中心付近に置きます。

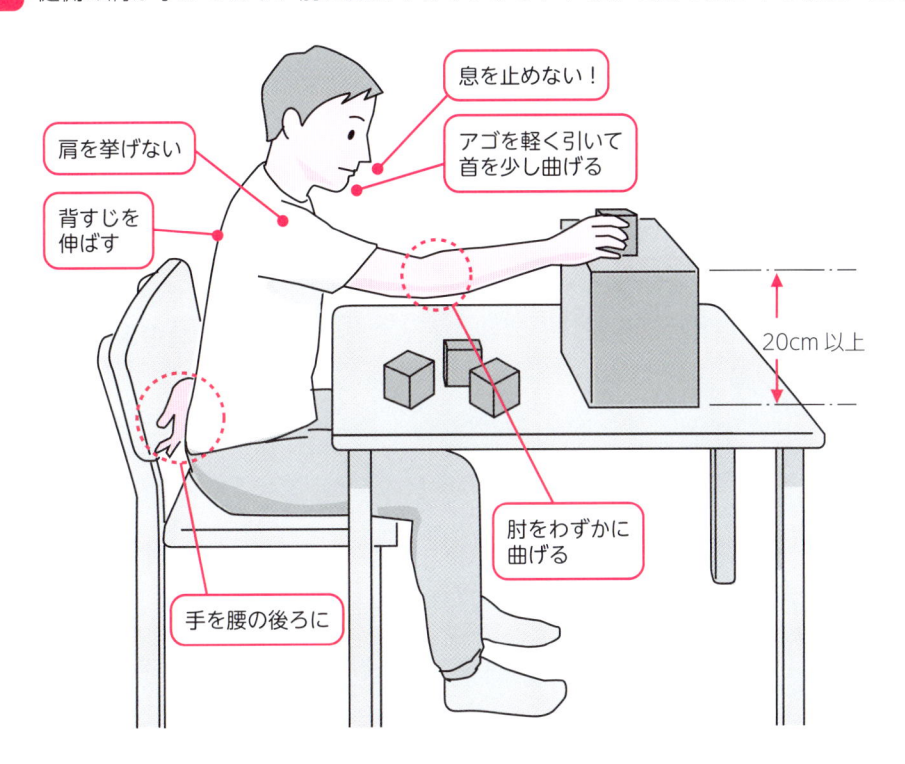

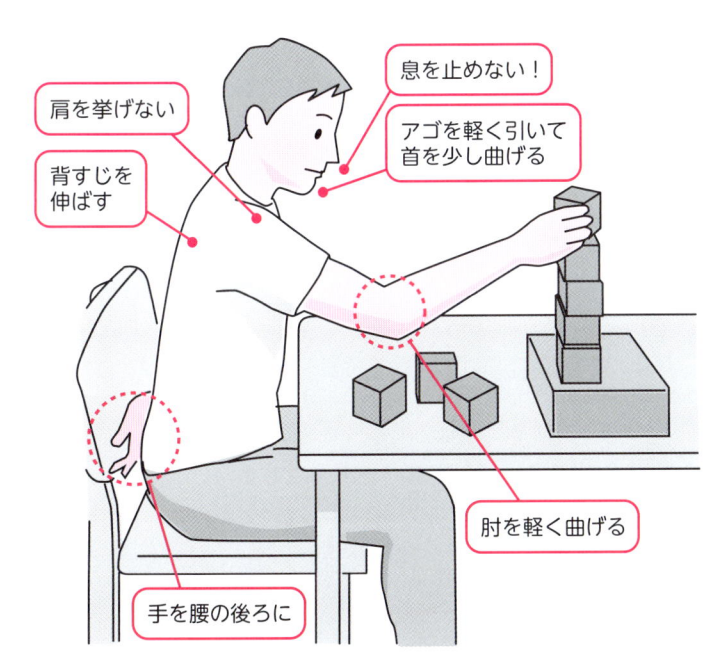

図の注釈：
- 肩を挙げない
- 背すじを伸ばす
- 息を止めない！
- アゴを軽く引いて首を少し曲げる
- 20cm以上
- 肘をわずかに曲げる
- 手を腰の後ろに

図の注釈：
- 肩を挙げない
- 背すじを伸ばす
- 息を止めない！
- アゴを軽く引いて首を少し曲げる
- 肘を軽く曲げる
- 手を腰の後ろに

**やりすぎていませんか！
練習時間を守りましょう**

❸ 練習 c．立方体をまっすぐ上に積んでいく（積木の）練習

　上体をわずかに前に傾けて、肘を軽く曲げて積める位置に、積んでいきます。

　高さが高くなると、積んだ立方体が倒れてしまいます。その時は、図のように台を置いて、その上に積みます。

　積み終わったら、1つずつとって元の位置に置きます。

※手が、十分に外側に回っていないと練習できません。

　また、空中で腕を挙げ続けていなければならないので、肩周囲の筋力を改善する良い練習になります。

注意！ 健側の肩が挙がったり、前に出たりしないように、健手を腰の後ろ中心付近に置きます。

第8章　その他の練習

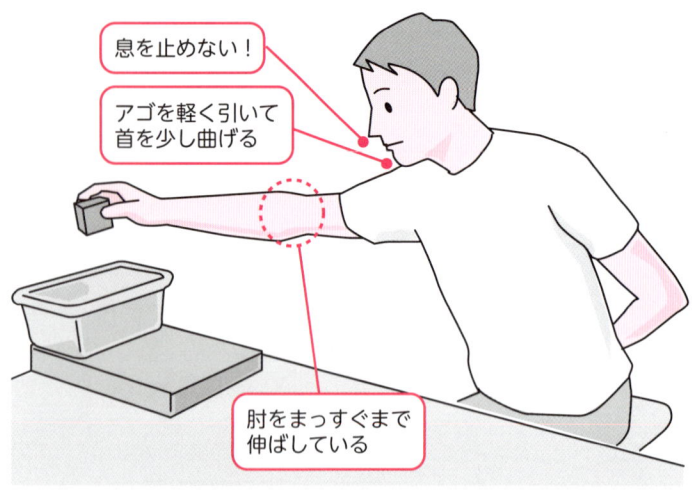

息を止めない！
アゴを軽く引いて首を少し曲げる
肘をまっすぐまで伸ばしている

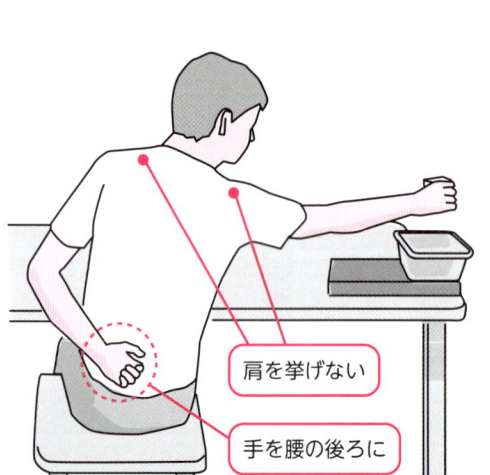

肩を挙げない
手を腰の後ろに

❹ **練習d．容器を麻痺側の身体の横に置いて、立方体や球を入れていく練習**

練習aと同じように行います。

図は、姿勢がわかりやすいようにと、容器はこの位置と高さにしています。

始めは、容器を置く位置は、**もっと身体の中心寄り**にします。あまり横の方に置かないように注意します。容器の高さも、**もっと低い5cm**から始めます。

注意！ 健側の肩が挙がったり、前に出たりしないように、健手を腰の後ろ中心付近に置きます。

やりすぎていませんか！
練習時間を守りましょう
"疲れのサイン"は出ていませんか？

第9章 道具の作り方

1 モビング用ブロック

　ここではきめの細かい（密度の高い）発泡スチロールを使った作り方を説明します。発泡スチロールの直方体を丁寧に少しずつカットして作ります。

　なお、木製のものが、使っていて、やや重量感があり、使いやすいですが、上面を手の形に合わせて、丸い山型に形づくるのが大変です。木工に自信のある人が近くにいれば、この作り方を参考に作ってもらってもよいでしょう。

(1) 材料

　ここに書いてある材料では、やや大きめのものになります。この大きさで十分使えますが、使いにくいと感じたら、手の形に合わせて、幅（小型では、8〜8.5cm）や長さを調整します。

- 発泡スチロールの直方体（購入先では、レンガとも、ブロックとも呼んでいました。きめの細かい（密度の高い）材質のもの）：20×10×5cm　1個

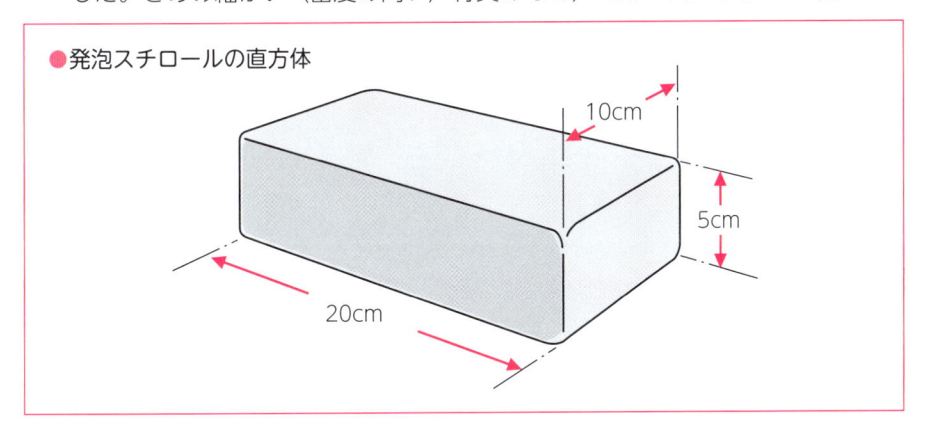

●発泡スチロールの直方体

（10cm、5cm、20cm）

- 木材（発泡スチロールの直方体の下に貼り合わせて使用。少し重い材質がよい。ブロックは高さがあるので、下につけると安定感が出る）：20×10×1.5cm　1枚
- 接着剤（木材、プラスチック用）
- 面ファスナー（凸、凹一緒に）：2.5cm幅×30cm　2組
- ビニールレザー（ベルト用と、角環の台への固定用）：45×3cm　2枚
- 角環（長い方の内径が2.5cmのもの）：2個
- プラスチックの板（ベルトの台への固定用と、角環を台に固定するビニールレザーの台への固定用。比較的薄くて、やや柔らかく、釘を打っても割れないもの）：3.5×1.5cm　4枚
  　※クリアファイル（書類を挟み入れるもの）のような薄いものは重ねて使います。指が触れた時に、皮膚を傷つけないような材質を選びます。
- 丸釘　長さ1.9cm　8本
- 粘着材付きフェルト　18×18cm　1枚
- ミシン糸

(2) 道具

- 発泡スチロール用カッター（カッターナイフでも切れますが、専用のカッターを使用した方が安全で、早くできます）
- 金槌　●三つ目キリ
- 紙ヤスリ（細かい；200〜300番）　1枚
- 耐水ヤスリ（極細かい；1500番）　1枚
- ミシン

(3) 作製方法

※「(1) 材料」に、書いてある**材料の寸法と異なる寸法のもの**を使う場合は、以下に書いてある作製の際の"**長さ**"が違ってきます。注意してください。

❶発泡スチロールの直方体の上面を、図のような形になるよう、斜めに削ぐように切っていきます。図は右手用です（左手用は、左右の山が反対になります）。

　手の平の部分は、手のアーチ（⇨7ページ）を保つようにして、指は、縦のアーチを保ちながらも、完全には伸ばさずに、わずかに曲げた状態で伸ばしている山型に作っていきます。

　切りながら、時々、使う人の手に合わせてみます。それができない時は、手の形はだいたい似ているので、同じぐらいの大きさの手の人に合わせて切っていきます。**28ページの図をご覧ください。**

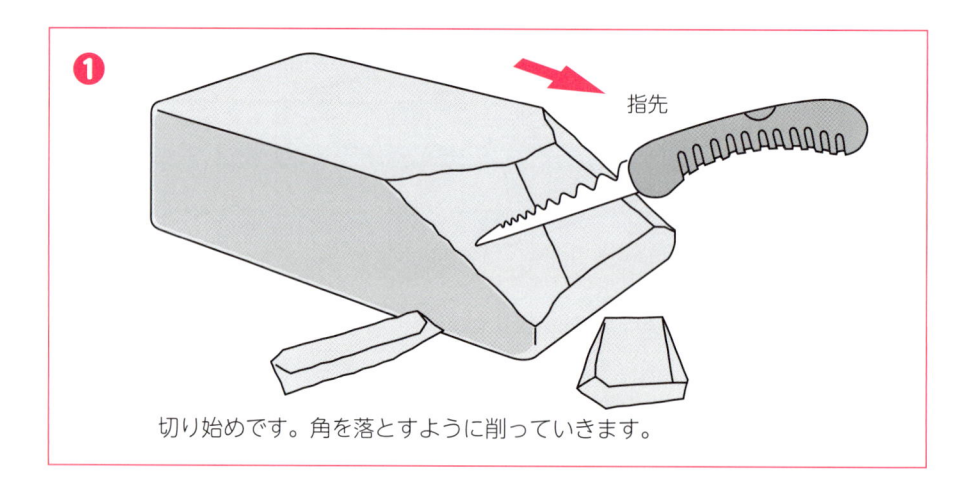

切り始めです。角を落とすように削っていきます。

❷接着剤で、発泡スチロールの下に木材を、貼り合わせます。

❸接着剤が乾いたら、全体にヤスリをかけ、表面を滑らかにします。上面（発泡スチロールの部分）は、耐水（極細かい）ヤスリで、下の木材の部分は、紙（細かい）ヤスリで、角や側面などをヤスリかけをします。

❹木材の下に、フェルトを貼ります。木材からはみ出した余分なフェルトは、切り取って、貼っていない部分に、すきまなく貼ります。

❺面ファスナーを、ビニールレザーに、ミシンで縫い付け「**ベルト**」を作ります。面ファスナーだけでは、肌触りが悪く、長く使うには弱いからです。

　ベルトを縫い付けたビニールレザーは、面ファスナーに合わせて、余分な部分を切り取ります。

❸

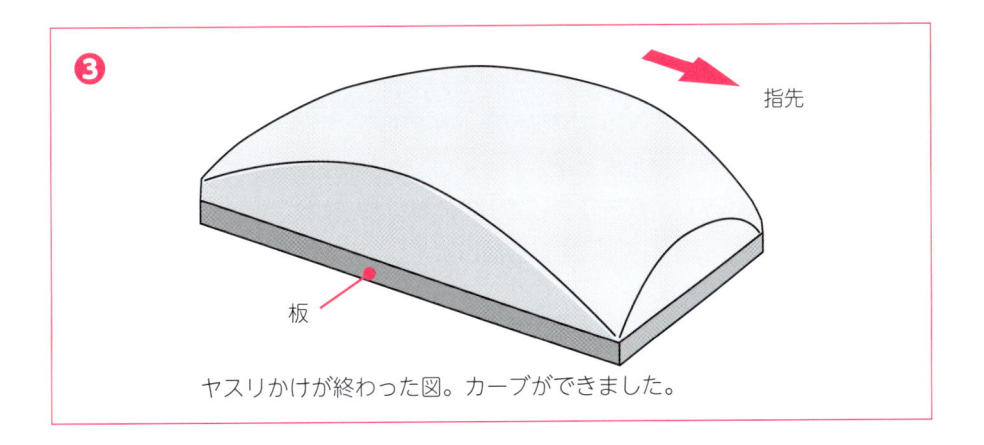

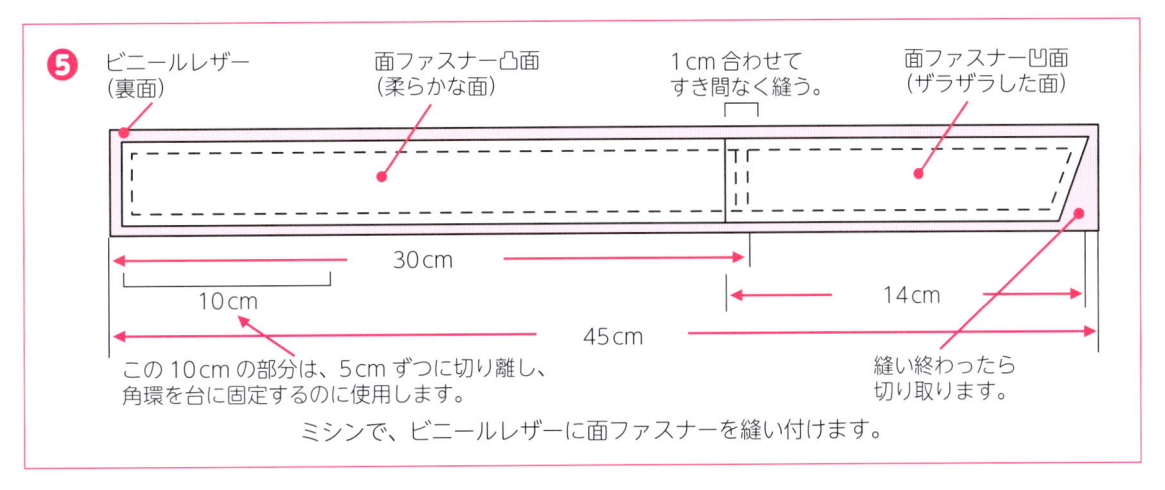

板

指先

ヤスリかけが終わった図。カーブができました。

❺ ビニールレザー（裏面）　面ファスナー凸面（柔らかな面）　1cm 合わせてすき間なく縫う。　面ファスナー凹面（ザラザラした面）

30cm
10cm
45cm
14cm

この 10cm の部分は、5cm ずつに切り離し、角環を台に固定するのに使用します。

縫い終わったら切り取ります。

ミシンで、ビニールレザーに面ファスナーを縫い付けます。

❻ 28 ページの図を参照しながら、手に合わせて、ベルトと、角環を留める位置を決め、ブロックに印をつけます。

❼ プラスチックの小片を、角を落として滑らかにし、釘を留める位置に、キリで穴を開けておきます。

❽ 角環に固定用のビニールレザーを通します。

❾ ベルトと❽の上に、プラスチックの小片をのせてから図のように台に釘付けします。

　　プラスチックの小片をのせて留めるのは、釘だけでベルトを留めておくと、使っている間に留めた釘の周囲がゆるんでベルトが取れてしまうからです。

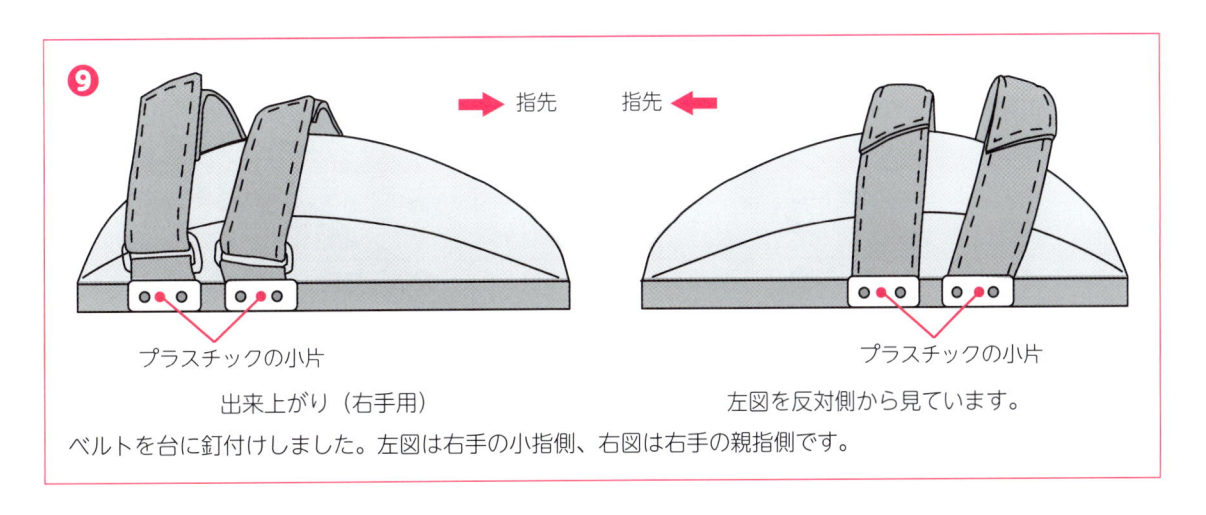

❾　指先　指先

プラスチックの小片　　プラスチックの小片
出来上がり（右手用）　　左図を反対側から見ています。

ベルトを台に釘付けしました。左図は右手の小指側、右図は右手の親指側です。

第9章　道具の作り方

127

❷ 滑らかな板（モビング用）

モビングの練習で、様々な用途で使う長い板です。

木材は、一見滑らかに見えますが、タオルなどを手の下に敷いて、上や横を滑らせてみると、ひっかかり、ザラザラしているのがわかります。

紙ヤスリをかけて、滑らかにしてから使います。

（1）材料

- 木材（集成材）：90×20×1.5cm　1枚
  ※反りにくく、表面が滑らかなので集成材を勧めます。ラワン材は、ヤスリをかけても滑らかになりにくいので、勧められません。

（2）道具

- 紙ヤスリ（細かい；200～300番）：1枚

（3）作製方法

紙ヤスリは、小さな板に巻き付けて使うと使いやすいです。

丁寧に、上面と側面、角を、ヤスリかけをして、滑らかにします。

❸ モビング台──軽量簡易型

ここに書いてある作り方は、本文で説明している麻痺側の練習用です。力が弱くなっている人が、一人でも持ち運びでき、扱いやすいように、**軽く、板の各部分の留め方なども簡単に作って**います。そのため大きな力を加えられません。台の角度も25度までで、これ以上大きくはできません。

25度を超える角度で練習をすると、壊れる危険があるので、この台は使用しないでください。

なお、他の用途で使用したい場合は、この作製方法でなく、もっと堅牢なものを作ります。

●出来上がり図

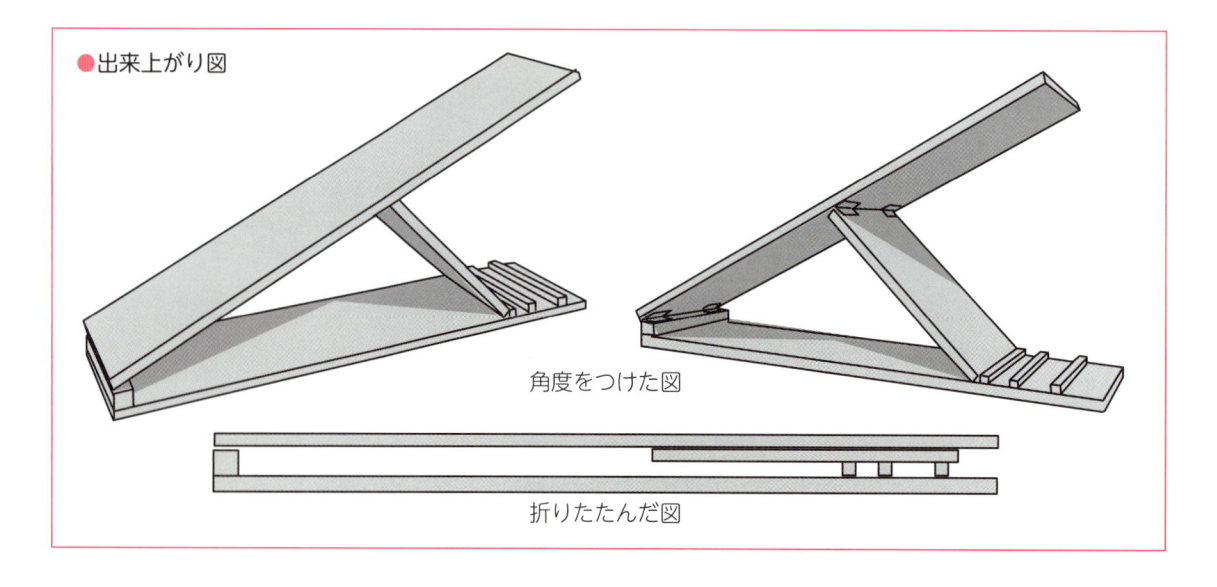

角度をつけた図

折りたたんだ図

(1) 材料

- 木材（集成材）：90×20×1.5cm（上板と、下板用）　2枚
  　　　　　　　　35×20×1.5cm（中板用）　1枚
- 角材：20×1.5×1.5cm（中板を支えて台の角度をつけるのに使用）3本
  　　　20×3×3cm（下板の手前端に取り付けるのに使用）　1本
  　　　20×2.5×2.5cm（15度の角度をつけるのに使用）1本
- 蝶番：5.1cm　4個
- さら木ねじ（蝶番を留めるのに使用）：長さ1.5cm　16本
- スクリュー釘（角材を木材に留めるのに使用）：長さ2.5cm　15本
  　　　　　　　　　　　　　　　　　　　　　　長さ3.8cm　5本
- 木工用接着剤

(2) 道具

- 三つ目キリ　　　　　・紙ヤスリ（細かい；200～300番）：1枚
- プラスドライバー　　・かんな
- 角度計（台の角度を測るもの）（⇨29ページ）

(3) 作製方法

※「(1) 材料」に、書いてある**材料の寸法と異なる寸法のもの**を使う場合は、以下に書いてある作製の際の"**長さ**"が違ってきます。注意してください。

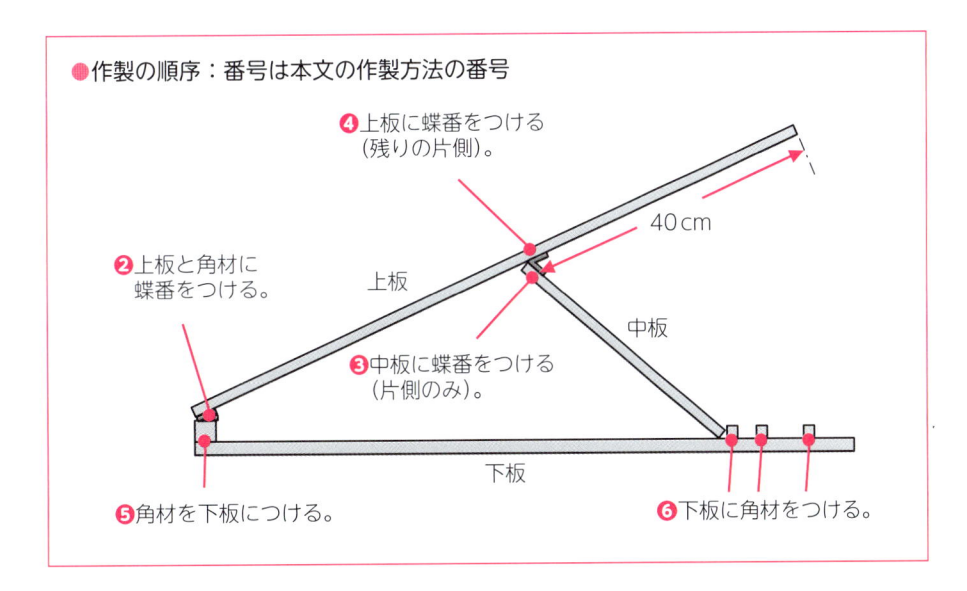

●作製の順序：番号は本文の作製方法の番号

❹上板に蝶番をつける（残りの片側）。
❷上板と角材に蝶番をつける。
❸中板に蝶番をつける（片側のみ）。
❺角材を下板につける。
❻下板に角材をつける。

上板　40cm　中板　下板

❶左ページの図のように出来上がるのを念頭において、作っていきます。
❷上板の端に太さ3cmの角材を、木ねじを使って蝶番を取り付けます[注1)、注2)]。
❸中板の端に、木ねじを使って、蝶番を取り付けます[注1)、注2)]。
❹上板の蝶番を取り付けていない方の端から40cmの位置に、❸で中板につけてある蝶番を、木ねじを使って、取り付けます。
❺下板の端に、太さ3cmの角材（既に上板と、中板が付いている）を、合わせる部分に接着剤をつけてから、3.8cmのスクリュー釘を使って留めます[注3)]。

第9章　道具の作り方

❻角度（10度、20度、25度）を測りながら、位置を決め、太さ1.5cmの角材に接着剤をつけてから2.5cmのスクリュー釘を使って留めます[注3]。

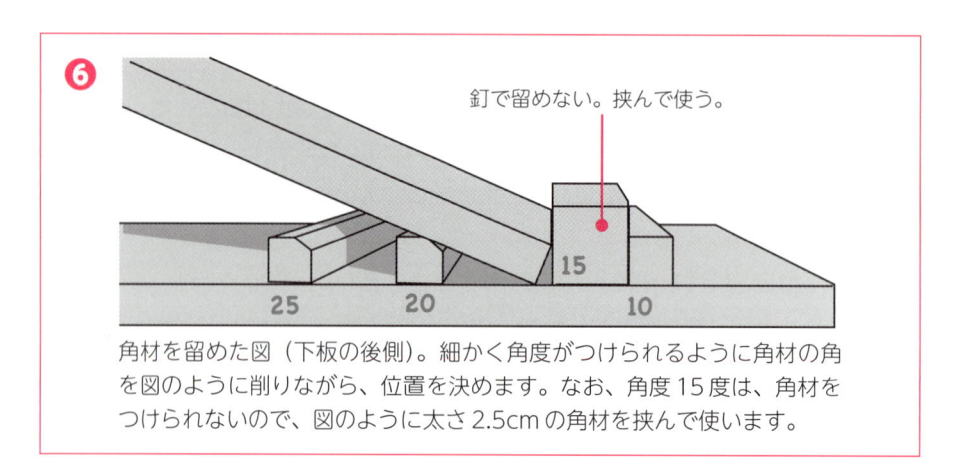

> ❻ 釘で留めない。挟んで使う。
>
> 25　20　15　10
>
> 角材を留めた図（下板の後側）。細かく角度がつけられるように角材の角を図のように削りながら、位置を決めます。なお、角度15度は、角材をつけられないので、図のように太さ2.5cmの角材を挟んで使います。

❼全体に、特に上面に、丁寧に、ヤスリかけをして仕上げます。

(4) 作製する時の留意点

- 注1）木ねじや釘で留める位置に、キリで穴を空けてから、留めます。
- 注2）蝶番を取り付ける時は、板が左右にズレないように、注意して留めます。
- 注3）木材と角材を留める時には、まず接着剤を使って貼り合わせます。そして、乾いてから釘で留めると板が動かず、楽に留められます。また、確実に木材と角材が留められるように、スクリュー釘は本数多く（1ヶ所5本）留めてあります。
    ※確実に木材と角材を留めるには木ねじの方がよいのですが、ねじの頭を木材や角材の中に埋め込む必要がありますので、ネズミ刃キリを使って穴を空けてからねじこまなければなりません。スクリュー釘は、穴を空ける必要がありませんので、**スクリュー釘**を使っています。

❹ プラスチック材を使った軽い立方体の作り方

立方体は、できればコルクなどの軽い木材で作られているものが一番よいのですが、手に入れるのが難しいかもしれません。それでプラスチック材を使った作り方を説明します。

(1) 材料

- お風呂用や、床のマット用などの用途で売られているプラスチックの板（作る立方体の大きさと個数に合わせた大きさ）
    ※立方体を作った時に、ちょうどよい大きさになるような厚さの板を選びます。特に重ね合わせて作る時は、板の厚さに注意します。製品によっては、薄くはがせるものがありますので、利用するとよいです。
- 貼り合わせるための接着剤や両面テープ
- 粘着材付きフェルト

(2) 道具

- ハサミ　●カッターナイフ

(3) 作製方法

❶ 小さな立方体であれば、板の厚みを利用して、使用する立方体に合わせて切ります。

❷ 大きな立方体を作る時は、1つの面の大きさに合わせて切り、接着剤や両面テープで貼り合わせます。切った面は、ギザギザになりやすいので、粘着材付きフェルトを貼ります。他の面も、汗をかいた時などに手から離れにくかったり、手触りがザラザラする材質では、フェルトを貼ります。

5 手まり

発泡スチロールの球の周りを糸で巻いた手まり

(1) 材料

- 発泡スチロールの球：直径6cm　1個（できれば3個ぐらい）
  ※練習の内容によっては、もっと大きなものも必要になります。
- 脱脂綿：球の周りを薄く覆える量
- 綿糸：コーティングしていない20〜30番の手縫い糸。手触りはややゴツゴツしますが、もっと太い刺し子糸などを使えば、より簡単に作れます。

(2) 道具

- ハサミ　●針

(3) 作製方法

❶ 球の周りを、薄くした脱脂綿で巻いて、覆います。脱脂綿は、糸が動かなくするためのものです。なるべく薄く巻きます。

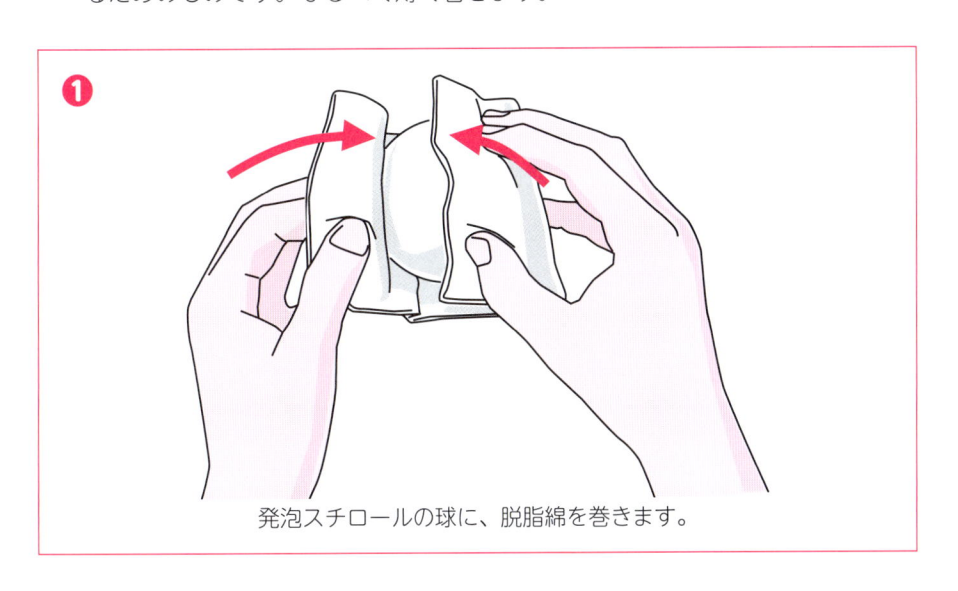

❶ 発泡スチロールの球に、脱脂綿を巻きます。

第9章　●道具の作り方

❷脱脂綿で覆った球の上を、糸で巻きます。

　余分な脱脂綿は、ちぎって取ったり、ハサミで切り落とします。

　糸は偏らないように巻いていきます。少し巻いたら、手の平で転がし、綿が偏らないようにします。全体を糸で覆い終えます。

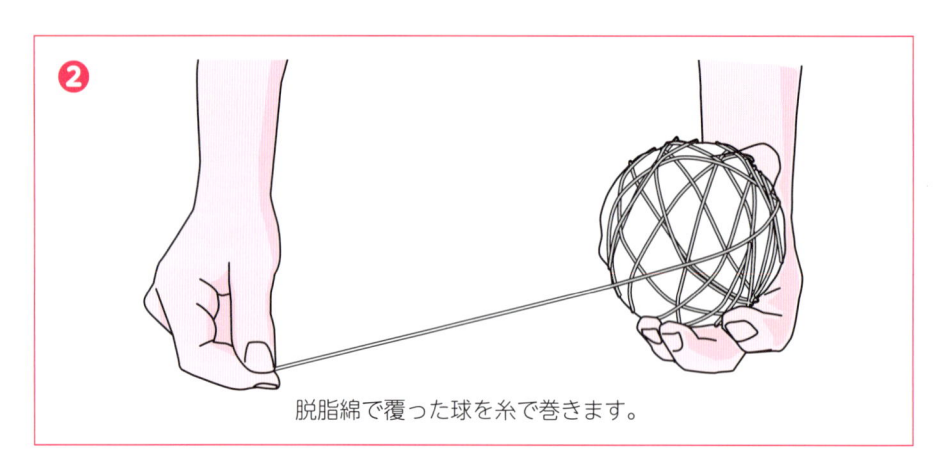

❷

脱脂綿で覆った球を糸で巻きます。

❸最後は、巻いた糸の先を針に通し、糸と糸が交わっている場所をところどころ針ですくって、糸が動かないようにします。

❸

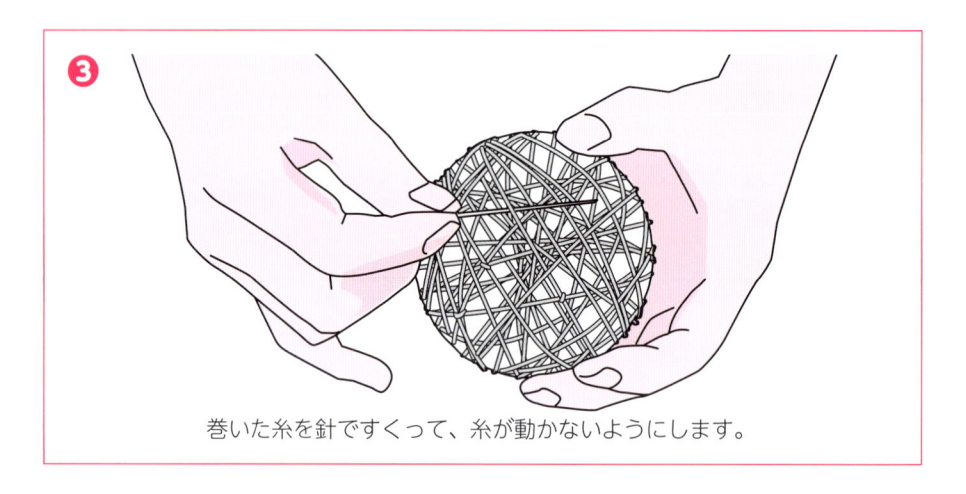

巻いた糸を針ですくって、糸が動かないようにします。

❹糸端を糸の下に通し、糸を切ります。出来上がりです。

　※気にならなければ、綿がはみ出していないぐらいまで糸を巻きます。綿が少しぐらい見えても構いません。

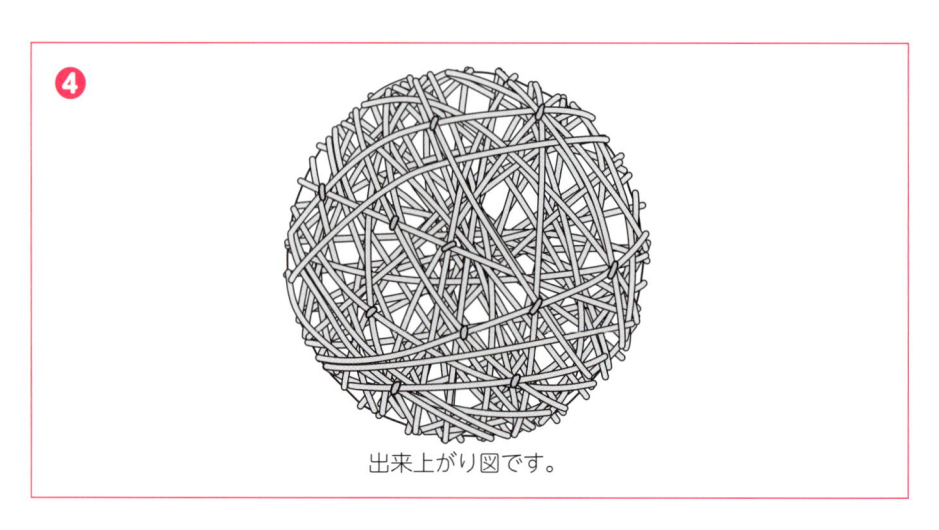

❹

出来上がり図です。

発泡スチロールの球に粘着材のついたフェルトを小さく切って貼った手まり──糸で巻いて作るのが難しい場合の代案として

（1）材料

- 発泡スチロールの球：直径6cm　1個（できれば3個ぐらい）
  ※練習の内容によっては、もっと大きなものも必要になります。
- 粘着材付きのフェルト　18×18×0.1cm　1枚
  ※もっと大きな球に貼る時には、2枚必要になります。

（2）道具

- ハサミ

（3）作製方法

❶フェルトを3cmの大きさの正方形に10枚切ります。
❷球に沿わせるように、フェルトを貼っていきます。
❸フェルトが重なるようなら、球の形に合うように、少し端を切るなどして貼っていきます。
❹ところどころ三角形や小さな四角形の隙間ができるので、隙間を埋める形にフェルトを切って、貼っていきます。フェルトが重なってしまったら、ハサミで切り取ります。
　※できるだけ隙間がないように貼るのがよいですが、少しなら隙間ができても構いません。

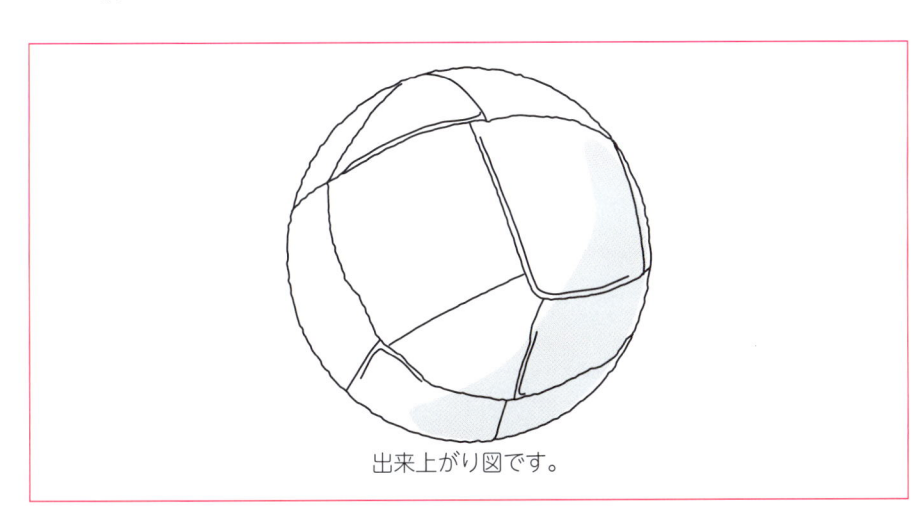

出来上がり図です。

巻末付録

1　Q&A
- 疑問がでてきた時に、読んでください。よく質問されることにお答えしています。
- 姿勢や練習について、もっと知りたいと思うような事柄について、詳しく説明しています。

2　頭の体操
- 意欲をもち、気持ちが集中できるようになる、ピクチャーパズルを使った簡単な練習方法です。

3　参考
- 自分の状態をもっと知るための質問用紙や練習記録の用紙、練習実施早見表の用紙、文献がのっています。

Q&A

(基礎編)

Q1 なぜ練習時間は1日10分なのですか？

A 　生活する中での練習です。生活を大切にしたいと思うからです。仕事をしながらでも1日10分なら時間をつくれるのではないでしょうか。

　また、気持ちを集中して練習できるのは、10分が限度だと考えるからです。生活を大事にしながら、毎日、無理をしないで、続けていっていただきたいと思います。

　なお、練習開始2か月目からは、少し時間を延長して練習できるように、モビングの練習に加えて、つまみと握りの練習を提案しています。

Q2 モビングの名前は？

A 　モビングという名前は、本書での造語です。モビングは、道具を使って机や板の上を軽くこすって（滑らせて）腕を伸ばしていく運動です。もともと専門家（作業療法士）が、サンディングと言っていたのを変えました。

　サンディングという練習方法は、日本に欧米からリハビリテーションが導入された約40年前に伝えられました。いろいろな形や大きさのブロック（四角い形のもの）にヤスリをつけて、板をこすって筋力を強くするという練習方法です。

　しかし、ヤスリをかけるという意味のサンディングは、本書で使うには適当でないと考えました。それで、こすると言う意味の"モッピング"と、ノビノビと伸ばすというイメージをあわせて、呼びやすい名前を考え、"モビング"と本書では使うことにしました。

Q3 ものがつまめない、握れないのだから、まずその練習をしたいのですが？
（Q&A 5も、あわせてご覧ください）

A 　手を使ってものをつまんだり、握ったりするには、まず、ものに手を伸ばさなければなりません。そのためには、腕全体が自分の思ったように使える必要があります。

　ものを押さえたり、提げたりするのも、手の役割としてありますが、この時にも、腕の動きが大切です。

　そのようなことで、手と、その他の腕の部分が、同じように動き、使えるように練習をしていきます。

　モビングでは、腕全体、つまり手と肘、肩を、一緒に動かす練習をして、腕全体に少しずつ力をつけていきます。この時、手は、手首を背屈した状態で（⇨8ページ）、手のアーチ（⇨7ページ）をキチンと保ち、形良くして練習するようにします。

　つまみと握りの練習でも、肘や肩を十分に伸ばす感じをつかみながら、ものをつまんだり、握ったりする練習をします。そうすると、だんだんと発症前（普通）のように、ものを扱えるようになっていきます。

手だけを使う練習をしていると、無理に肩を挙げて、手をもちあげるので肩が痛くなったり、腕を曲げる筋肉が強くなって、遠くに手が届かなくなってしまいます。気をつけましょう。

Q4 力をつけるにはどうしたらよいですか？

A 力をつけるには、**力をつけたいと焦らないで、無理をしないことが肝心**です。

この病気になったために、力を入れやすい筋肉と、力を入れにくく、より弱くなっている筋肉があります。力を入れやすい筋肉は、腕を曲げる筋肉で、力を入れにくい筋肉は、腕を伸ばす筋肉です。

このために無理をすると、力を入れやすい曲げる筋肉ばかりに力が入り、より強くなってしまいます。その一方で、力をつけたい伸ばす筋肉は、力が入らないで、弱いままです。

練習では、力をつけたい伸ばす筋肉に、無理はしないが、**"伸ばせ、伸ばせ"と気持ちを集中して練習**します。ただし、**気持ちを集中し過ぎると、逆方向に力が入り、曲がってしまうこと**がありますので、ここでも"無理をしないで"ということになります。

力を入れ過ぎないで、ゆったりとした気持ちで、必要のない筋肉の**力を抜く**ようにして練習しましょう。

Q5 「手は開かないと使えません」と言っていますが？ものを握りたいのですが（Q&A 3も、あわせてご覧ください）

A 多くの人が、手はものを握るためにあると思っています。確かにそのとおりなのです。しかし、握る前に手が開かなければ、ものは持てません。

手を開くには、伸ばす筋肉を使います。

脳卒中になった人は、前の項目でも説明しましたが、伸ばす筋肉をうまく使えません。**まず、手を開く、指を伸ばす練習をしましょう。**

また、手を上手に使うには、**手首が背屈した状態**で、手が開き、指を伸ばせなければなりません。忘れないようにしましょう（2章－2－(3) ⇨ 9ページ）。

Q6 疲れなど感じないのですが？

A 練習中に、疲れを感じない時でも、"疲れのサイン"（⇨24ページ）が出ていることがあります。

"疲れなど感じない"と言う人の多くは、余分なところに力が入り、姿勢が崩れ、指や肘を伸ばしにくくなるなど、"疲れのサイン"が出ています。自分は気づいていないことが多いのです。

自分の身体の状態を感じる力が、鈍くなっているからです。

脳が損傷されたことにより、身体から脳へと送られた信号を、脳が受けとって処理する力が弱くなっているからです。

自分の身体の状態がこのようになっていることを知って、身体が左右に傾いたり、肘が伸びにくくなるなどの"疲れのサイン"が出ていないか、腕や肩、姿勢をよく見て、気づくようにしましょう。

鏡を側に置いて、見て、確認しながら練習するのもよいです。

巻末付録

Q7 「無理をしない」とは、どういうことですか？
（Q&A 4 ⇨ 137ページも、あわせてご覧ください）

A
　身体全体や、手や腕、上体に、余分な負担をかけないということです。

　麻痺側の腕は、無理をすると、"疲れのサイン"（⇨ 24ページ）が出てきます。

　無理をして、身体に余分な負担をかけると、せっかく改善してきた手や腕の状態が、またもとに戻ったり、悪く（痛みが出たり、曲がるのが強くなる）なります。

　息を止めないとできないような動作も、無理をしているのです。

　無理をしないで練習していると、行おうとしている運動が上手にできます。

　楽にできる範囲のことを行う、ということにも通じます。身体や、腕の状態が安定し、身についていきます。そして、改善していきます。

Q8 感覚障碍があっても使った方がよいのですか？

A
　前の項目でも説明してありますように、無理をしないで使うのが大切です。この中には、安全に使うという意味も入っています。

　111ページに、詳しく書いてありますので、ご覧ください。

Q9 練習をしていく中で腕の状態と脚の状態は、互いに影響がありますか？

A
　練習する人の中には、腕の状態の変化が脚の状態に、脚の状態の変化が腕の状態に影響している人がいます。

　腕の状態が、脚の影響を受けるのがよくみられるのは、歩行ができるようになったばかりの時に、腕の状態が悪くなることです。頑張って歩いて脚の筋肉の緊張が強くなるため、全身の緊張も強くなってしまいます。この時は、腕の筋肉の緊張も強くなります。やがて、歩くのが上手になり、無駄な力を入れずに歩けるようになると、腕の筋肉の緊張が弱くなってきます。

　脚の筋肉は、腕の筋肉より力が強く、その影響が出ることによると考えられます。歩行のし方は、腕に影響すると思われます。

　それとは反対に、腕の練習で、歩き方が改善するなど、脚に良い影響を与えると考えられることがあります。

　座っている姿勢をキチンととって、足裏に体重を十分にかけながら、腕や上体をキチンと動かして、練習するからと考えられます（4章-3 ⇨ 31ページ、5章-3 ⇨ 74ページ）。その結果、上体と脚の筋力の改善が得られるからと考えられます。データでは証明できてはいませんが、他の練習を中止した人でみられています。

　手と腕の改善は、全身の状態が影響することを考えながら、練習していきましょう。

（実践編　第4章　腕を伸ばすモビングの練習）

Q 10　普通の椅子に座るように勧めていますが？座る姿勢は？

A　普通の椅子のなかでも、座面が硬く、前後の傾きのないもので、練習する人の身体に合ったものを使うように勧めています（⇨26ページ）。

理由は、練習する時に、

①硬い座面は、お尻に体重がしっかりとかかります。

②傾きがないと、上体を前に傾けやすいです。座っている面（座面）が後ろに傾いていると、上体を前に傾けるのが大変です。

③座面が水平だと、背もたれに身体をつけない姿勢で座っているのが楽です。

④足の裏が、しっかりと床についていると、足に体重をかけやすく、座っている姿勢が安定します。

⑤お尻や足の裏側にしっかりと体重をかけると、刺激が背骨へと伝わって、背骨がまっすぐになり、姿勢を良くする効果もあります。

本文の中で勧めている姿勢は座っている時の基本姿勢なので、上体を前に傾けていった時に、足に体重をかけやすく、姿勢が安定しやすいからです。さらに、本書の範囲から外れますので本文には書いてありませんが、脚の共同運動を起こしにくい姿勢でもあります。

Q 11　車いすに座って練習してはいけないのでしょうか？

A　車いすは、肘掛けがついていて、上体が傾いて倒れやすい人には、安全でよいのです。

しかし、多くの車いすでは、椅子から落ちたり、前へずれないように、座っている面（座面）が後の方に傾いていて、上体を前に傾けるのが難しいのです。

また、座面がシート状の車いすでは、座面が柔らかいため、お尻に体重をかけた感じがわかりにくく、上体が安定しにくいのです。この点でも上体を前へ傾けるのが難しくなります。さらに、お尻からの刺激が背骨に伝わりにくく、背骨をまっすぐに保とうとする力が弱くなり、猫背になるなどの危険性もあります。

そのため、このような車いすは、**練習する時の椅子としては不向き**なのです。

練習する時に、車いすを使いたい場合は、座面の前後の傾きが少なく、座面の硬い材質のものを選びましょう。座っていても疲れにくくなります。

> 補足：シート状で、前後の傾きのある車いすを使う場合にできる工夫
>
> 　　車いすの座面の上、クッションの下に、四角い板（12mm厚さのベニヤ板など）を入れて、硬さをつけます。さらに、この板の裏面、後ろ側の端に細い板をつけて、後ろを高くして傾きを小さくします。
>
> 　　なお、座っている姿勢を良くしたいと思って、他の時にも板を入れて使うと、長期間、傾きのある車いすに慣れてきた人は、傾きをなくすと、座っていて、かえって疲れてしまいます。そのため、少しずつ座面の傾きを小さくしていきます。さらに、板をつける時間を少しずつ増やしていき、慣れていくのがよいでしょう。

Q12 肘がまっすぐに伸びた状態とは、どんな状態ですか？

A　腕を下に垂らして、肘を伸ばそうとした時に見られます。肘を伸ばす筋肉や、肘の関節に問題がなければ、肘はまっすぐになります。
　腕が1本の棒のようになっている状態をいいます。
　人によっては、肘を伸ばした時に、"まっすぐ"をとおり越して、より外側に伸ばせる人もいます（反張肘といいます）。
　麻痺側の肘が、まっすぐに伸びているか不安な人は、健側（麻痺のない側）の腕と比べてみて、確かめてみましょう。
　なお、肘がまっすぐより外側に伸びている人は、外側の伸びるところまで伸ばして練習します。

Q13 肘をまっすぐになるまで伸ばして練習する、と説明していますが、なぜですか？

A　肘をまっすぐになるまで伸ばさないで練習していると、肘を曲げる筋肉が緊張し続けています。見過ごしていると、少しずつ、肘を曲げる筋肉が短くなっていって、肘を"まっすぐ"まで伸ばせなくなります。
　さらに、肩に痛みが出てくることが多いです。この時には肩の前側に痛みが出てきやすいようです。

Q14 肘がまっすぐになるまで伸びているかの確認は、どのようにしますか？

A　肘をまっすぐになるまで伸ばしているかは、見て確認するだけでは、見誤る心配があります。
　腕を伸ばしていった最後（モビングの練習では、まっすぐ伸ばした位置でそのままにしている時。つまみと握りの練習では、ものを離す前）で、健側の手で肘を下から少し持ち上げ、麻痺側の腕の重みを支えます。そして、**腕の重みを支えながら、健側の手を使って肘を伸ばしてみるか、麻痺側で肘を伸ばしてみます。このようにして、肘が完全に伸びているかを確認します。肘がまっすぐに伸びていない時には、肘が伸びます。**

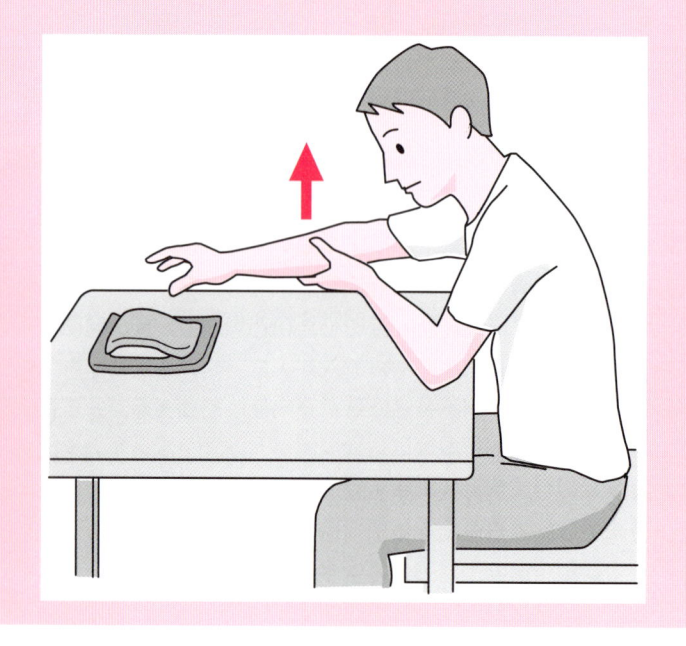

Q15 モビングの練習では、腕を伸ばす方向は、なぜ"まっすぐ前の方へ"なのですか？

A 　腕を"まっすぐ前の方"へ伸ばすのは、共同運動（⇨3ページ）の影響を受けにくいからです。Q&A 21もあわせてご覧ください。

　また、上体の動きが、**右側や左側にずれていない**ので、上体の筋肉は、左右で同じ使い方をするので、運動するのがやさしいからです。そのため、腕の運動に重点を置くことができます。

　なお、斜め方向の運動は、上体の左右で、違った筋肉の使い方をするので、運動をするのが難しいことを覚えておきましょう。

Q16 片手でのモビングの練習で、肘を伸ばすのに集中したら、肘が曲がりにくくなってしまいますが？

A ①肩が挙がっていませんか（練習の姿勢　⇨31ページ）、
②体重は、キチンと練習する側（麻痺側）にかけていますか、
を点検します。そして、
③戻してくる時に、肩の力を抜いてみます。
④両手のモビングの練習を行う時に、なるべく麻痺側の腕に気持ちを集中しながら、健側の腕の動きをまねして、覚えます。
これらに注意して、練習してみましょう。

Q17 片手でのモビングの練習で、肘を伸ばす時に、麻痺側の手を机や板に押しつけてしまうのですが？

A 　モビングで手を動かしていく時に大切なことは、滑らせるように伸ばしていくことです。

　伸ばしていく時に、**頑張って、無理に伸ばそう**として、手を机や板に押しつけて肘を伸ばそうとするからです。肘を伸ばす筋肉を使わないで、違った筋肉を使って肘を伸ばしているのです。**肩が挙がってきたり、手を前の方に、滑らかに伸ばしにくくなったり**します。

　練習の内容が難し過ぎるのです。練習の内容（練習計画）を、よりやさしくつくり変えます。

Q18 モビングの練習の角度は、なぜ25度までなのですか？

A 　この角度を超えて、腕や肘を十分に伸ばしたり、姿勢を正確にとるなどしながら練習していくのは、とても難しいからです。この角度を超えて練習すると、肘が伸びなくなったり、姿勢が崩れたりします。そして、良くなっていた腕の状態が、後戻りしたり、肩に痛みが出たりします。この角度が、安全に、確実に練習できる最も大きい角度なのです。

　25度までの練習で、**十分腕の改善ができます。**

　無理して、これより大きな角度で練習して、それまで順調に改善してきた状態を壊してしまわないようにしましょう。

　※腕の状態が良い人の中には、文献の中では、もっと大きい角度で練習しているので、自分もできるのではと思われる人がいるかもしれません。文献の中に書かれているのは、練習される方の希望が強かったので、姿勢や肘の伸びている状態などを専門家がたびたび細かくチェックしながら行ったり、研究のために行った結果です。痛みなどが出ないように十分注意して行いました。

巻末付録

(実践編　第5章　つまみと握りの練習)

Q19 つまみの練習に、最初に、立方体を使うのはなぜですか？また、2～3cmの大きさを使うのはなぜですか？

A　立方体は、角があり、つまむ面が平らなので、つまみやすいからです。

また、機能ステップの段階が低い時に、2～3cmの大きさの立方体を使うのは、立方体の大きさが小さすぎると、親指のつまむ力が内側へと入りやすくなって、離しにくくなったりするからです。

一方、大きすぎると指を伸ばしにくい段階なので、つまみにくくなります。

練習する人の手の大きさによりますが、このくらいの大きさが適しています。

Q20 なぜ、コルクの立方体がよいのですか？

A　コルクの利点は、材質の特徴によります。

つまんだ時に滑りにくく、軽くて、つまむのに必要な力がわずかですみます。そのため、指を曲げる力を高めないで、伸ばす力を引き出せます。

なお、つまむ時に滑りやすかったり、重みがあったりする材質では、頑張ってつまんでしまいます。そのために指の曲げる筋肉を強めてしまう心配があります。材質を選んで使用します。

Q21 つまみと握りの練習で、手の置き方と立方体を持っていく方向が決められていますが、なぜそこなのですか？

A　練習の開始時は、"麻痺側の腕は、脇に肘をつけるようにします。腕はまっすぐ前の方に伸びているようにして、手を机の上に置きます。そして、その前方5～10cmぐらい離れた位置に、つまむものを置きます"、と書いてあります。

この位置でつまむのが、指が伸び、手が開きやすいのです。

理由は、この位置は、つまみと握りをする時に、肩から肘までの部分（上腕）が内側に回らず、共同運動の影響を受けるのが少ないことによります（共同運動　⇨3ページ）。

指をやっと伸ばせるようになって、つまんだり、離したりでき始めた人でも、手の位置がより内側になるとできなくなります。

そして、同じ理由で、まっすぐ前の方に立方体を持っていきます。

(実践編　第6章　身体を柔軟にする練習)

Q22 ストレッチ体操で、手首を伸ばすのは、なぜ80度までなのですか？

A　病気をした後、麻痺した腕の筋肉は、とても弱くなっています。そのため、無理をしないことが大切です。

特に、手首は、丁寧に動かさないと、痛みが出やすい部分です。痛みを出さないためには、**筋肉を伸ばし過ぎない**ことが肝心で、伸ばすのは**80度**までが**安全**なので、このようにしました。

一度、痛みが出てくると、大変治りにくいので、伸ばし過ぎないように注意しましょう。

(実践編　第7章　健側の腕を強くする練習)

Q23 健側の腕を強くする練習の内容を決める時や変えたい時には？

A　身体全体、腕や上体、脚などは、入院して動かさないでいただけで、筋力は弱っています。さらに、家に帰ってからは発症前よりは動くのが少なくなったり、使う量が減ったりしたことで、筋力は弱くなっています。

　また、麻痺が強く、片手で生活に必要なこと全般をしていれば、健側の腕は疲れた状態でもあります。

　それで、**練習は少ない量や時間から始めます。**

　健側の腕は、疲れを感じやすいので、**疲れの状態を目安に**、練習の内容を変えていけます。

　練習した後の疲れや痛みは、お一人おひとり違いがありますが、一般的には、翌日より、2～3日後に一番強くなります。痛みが強く出ると、なかなかとれません。そのような訳で、少ない量や時間から始めた方がよいのです。

　練習してみて、特に問題が出なければ、同じ練習を5日～1週間続けてから、最初の練習の1/20～1/10のセットの回数、あるいは量（高さや角度、重さ）を増やすようにします。

　力の弱い人は、**量よりセットの回数を増やす**のがよいです。

（全般的に）

Q24 健側の腕や肩が疲れたり、痛みが出た時には、どうすればよいですか？

A　練習の内容を強くし過ぎたり、生活の中で使い過ぎていませんか。

　心地よい軽い筋肉痛のような痛みであれば心配はいりませんが、疲れが強くなったり、痛みが出てきたら、注意しましょう。**悪化しないうちに、早めに医師の診察を受けましょう。**

　健側の腕は、麻痺側の腕の練習を助けたり、麻痺側が使えなかったり、使いにくかったりするので、頑張り過ぎてしまいます。健側の腕が大変になっていないか、時々チェックするのがとても大切です。

　肩や首に疲れや痛みが出たり、姿勢がわるくなったりしたら、健側の腕を使うのや、健側の腕の練習を、できるだけ減らして、様子をみましょう。

　健側に痛みがあると、手が使えなくなって、生活するのが大変になります。

　頑張り過ぎないのが、とても大切です。

Q25 生活の中で、"疲れのサイン"を出さないためには、どうすればよいですか？

A　たくさん歩いたり、手をたくさん使う必要があって使い過ぎてしまった時には、手を伸ばしにくくなったり、硬くなったりして、"疲れのサイン"が出てきます。

　たくさん歩いたり、手を使ったりする時は、**途中で休憩を適度にとったり、身体を柔軟にする練習**（⇨97ページ）をします。

　休憩がとれなかった時には、後で入念に、身体を柔軟にする練習や、両手0度のモビングをして、手の伸ばしにくさや、硬さを残さないようにします。残ったままにすると、手を曲げる筋肉がわずかずつですが短くなっていき、伸ばせなくなります。痛みが出てきたりもします。

　使った後は、**上手にケア**していきましょう。

巻末付録

143

Q26 練習はいつまで続けるのでしょうか？

A 　麻痺のない人でも、健康を保つために、運動をする必要性や、運動の効果が言われています。
　"モビングの練習"と"つまみと握りの練習"によって、手や上体を柔らかくしておくことができます。また、一般的な運動とは少し違っていますが、身体を動かすので、身体を健康に保つのに良い効果があります。
　"健側の腕を強くする練習"も、運動の効果があります。
　また、身体を柔軟にする練習は、身体のいろいろな部分を柔らかく保つために大切です。
　毎日、少しずつでよいので、ずっと練習を続けていきましょう。

Q27 手は、いつになったら良くなるのでしょうか？

A 　お一人おひとりの持っている条件や力（年齢、発症時の状態、発症からの期間など）によって、異なります。
　長い期間かかりながらも、練習して、手が少しずつ使えるようになっていく人もいます。
　一方、練習を続けても、手があまり使えるようにならない人もいます。しかし、上体がしっかりして、姿勢がよくなり、歩くのが楽になったり、生活の中でいろいろなことがしやすくなったのではありませんか。これらも良くなったと言えるのではないでしょうか。
　練習を続けていきましょう。

Q28 手を動かしていないと、何か問題が起きますか？

A 　練習しなかったり、生活の中で手を使わないでいたりして、動かさないでいると、関節が硬くなって、力も弱くなって、手や腕を伸ばしにくくなったり、使いにくくなります。
　洋服を着たり、脱いだりするなどの生活がしにくくなります。また、痛みが出たりもします。
　指の関節が硬くなれば、手が開きにくくなり、指の間などに湿疹がでたりすることもあります。
　毎日、少しずつでもよいので、練習を続けていきましょう。

頭の体操：ピクチャーパズルを使った練習
〈意欲をもち、気持ちが集中できるようになる練習〉

(1) 練習の目的

　この本の目的とは少し離れていますが、何もすることがなくて、1日中ボーと過ごしているので、なにかすることがないかとご家族から質問されて、お教えした簡単な方法です。

　集中力や、考える力をつける助けになります。

　数分間の練習ですが、練習に取り組む意欲が出てきます。

(2) 用具

① 大人っぽい図柄を選ぶ

　ピクチャーパズルは、子どものものというイメージがあります。大人っぽい図柄を選びます。

② 始めは、1つのピースが大きいものを使う

　1つのピースが大きく、全体のピース数が少ないパズルを用意します。文具店や書店で購入できます。

③ ピースごとのつながりがわかりやすい絵柄を選ぶ

　絵が細かく、絵がはっきりしているパズルが、ピース（駒）ごとのつながりがわかりやすいので、はめやすいです。始めはこのような絵柄のパズルを選びます。

(3) 練習の方法

① 始めは、ところどころ穴があくようにピースを外して練習する

　始めは、ピースは全てを外さないで、ところどころに穴があくように外して、はめていきます。外すピースは、数個から始め、少しずつ数を増やしていきます。

　外した場所がわかりやすいように、ピースと台紙の間に、目立つ色の色紙を敷いて行なってもよいです。

② 次に、外す領域を区切って練習する

　①ができるようになったら、右上4分の1を外す、左上4分の1を外す、右3分の1を外す、左3分の1を外す、上3分の1を外す……、というように、領域を区切って外します。そして、外す領域を少しずつ広げていきます。

③ 最後は、全部外して練習する

　最後は、全部外し、はめるようにして練習します。

ピクチャーパズルを使った練習方法
〈少ない数のピース（10ピース）のパズルを使った練習〉

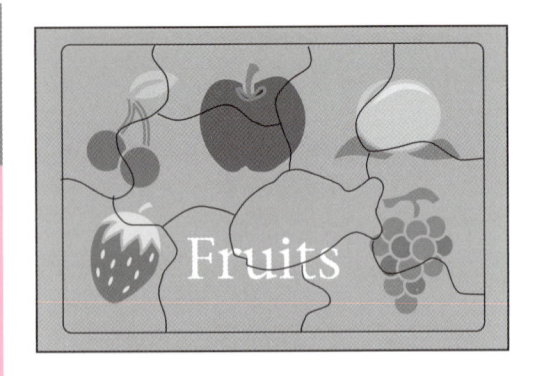

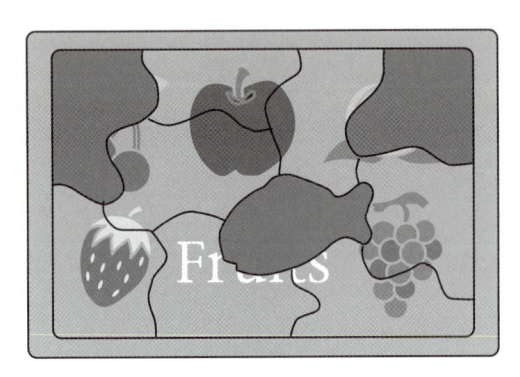

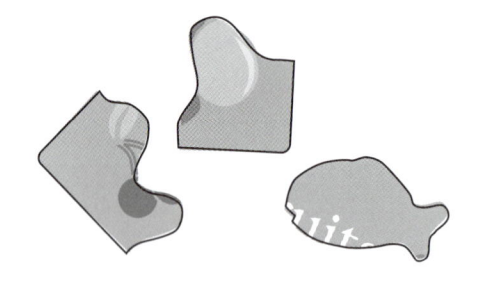

上に見本（カラーコピーしたもの）、まん中に一部のピースを外した台。下に「外したピース」が置いてあります。

外したピースは、少しだけ方向、配置が変わっています。これだけでも、難しいかもしれません。

※台の大きさは、B4ぐらい（37.5×26cm）、1つのピースは、7～13×7～8cmぐらい。

ピクチャーパズルを使った練習方法

〈やや多い数のピース（35ピース）のパズルを使った練習〉

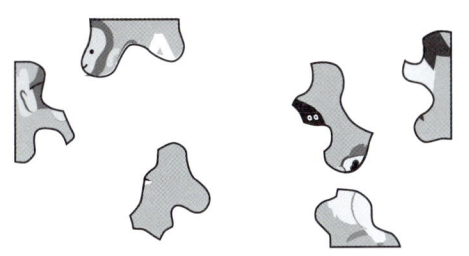

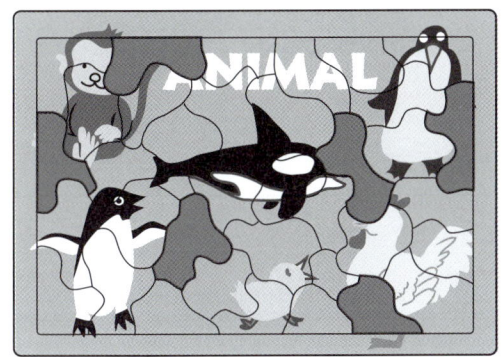

　外したピースは、ほぼ同じ方向、配置で置いてあります。

　障碍によっては、これぐらい小さなピースの方が見やすい人がいます。

　※台の大きさは、B4ぐらい（37.5×26cm）、
　　1つのピースは、5〜6×7〜8cmぐらい。

（4）練習する時の留意点

① **楽しみながら練習できない時は行わない**

　子どもに返った気分で、楽しみながら練習できるとよいです。

　楽しみながらできないようでしたら、無理をして、練習しません。かえって、意欲を低下させてしまうからです。

② **始めは3分以内で終了する**

　始めは3分以内で終了にします。終わっていなくても終了にします。

③ **障碍の状態によっては、得意な領域から練習する**

　練習する中で、障碍の状態によっては、はめやすい場所（得意な領域）と、はめにくい場所（不得意な領域）があることに気づくかもしれません。

　得意な領域から始めて、不得意な領域は後で、あるいは**少し狭めて外して**、はめていきます。

巻末付録

参考

(1) もっと自分の状態を知るために

- 表3　自分の健康状態
- 表4　関節の動きを確かめる（腕を動かす）

(2) ブルンストローム・ステージ

ブルンストローム・ステージ

	内　容	上肢（肩と肘）	手指
Ⅰ	自分の意思では動かせない。	自分の意思では動かせない。	自分の意思では動かせない。
Ⅱ	共同運動が一部現れる。連合運動がみられる。	屈筋共同運動・伸筋共同運動が現れる。	握りがわずかにできる。
Ⅲ	共同運動が十分に現れる。	腕を動かそうとすると共同運動がはっきりと現れる。	全ての指を同時に曲げられる。指を伸ばせない。
Ⅳ	共同運動から離れた運動が一部できる。	①手を腰の後ろに持っていける。②肘を伸ばして、腕を前方、水平位まで持っていける。③身体の脇に腕をつけ、肘を90度曲げ、肘から手首までを内側へ回せる。	親指を動かして小さなもののつまみと離しができる。わずかに指を伸ばせる。
Ⅴ	共同運動から離れた運動ができる。	①肘を伸ばして、腕を前方、頭上まで持っていける。②肘を伸ばして、腕を横、水平位まで持っていける。③肘を伸ばして、腕を前、水平位で外側へ回せる。	余り大きくないもののつまみと握りができる。指を、通常に動く範囲よりは少ないが、伸ばせる。
Ⅵ	ほぼ健側と同じ運動ができる。	ほぼ普通に肩と肘の運動ができる。	ややぎこちないが普通に手の運動ができる。

※上肢のⅣ、Ⅴの回復段階の評価：1つ以上ができる高い方の段階とする。
※文章は、専門用語をなるべく使わないようにして、文意が変わらないようにして変えてあります。

表3 自分の健康状態

名　　　前：＿＿＿＿＿＿＿＿＿＿＿＿＿＿＿＿＿＿＿＿

記　入　日：平成 ＿＿＿＿ 年 ＿＿＿＿ 月 ＿＿＿＿ 日

練習開始日：平成 ＿＿＿＿ 年 ＿＿＿＿ 月 ＿＿＿＿ 日

生 年 月 日：大正 ・ 昭和 ・ 平成 ＿＿＿＿ 年 ＿＿＿＿ 月 ＿＿＿＿ 日（ ＿＿＿＿ 歳）

記　入　者：本人、本人以外 ＿＿＿＿＿＿＿＿＿＿＿＿＿＿＿＿＿＿＿＿

①脳卒中になったのは：昭和 ・ 平成 ＿＿＿＿ 年 ＿＿＿＿ 月 ＿＿＿＿ 日

②病気になってから、練習開始日までの期間（ ＿＿＿＿ 年 ＿＿＿＿ か月；月にすると ＿＿＿＿ か月）

③病院や施設などで手や腕の練習をしたか：(はい ・ いいえ)
　＊はいと答えた人は、場所と、どのくらいの期間、練習したかを具体的に記入します。

④他に病気はあるか。
　病気がある人は、☐ の中を ✔ して、病名の後に状態を記入します。

　　☐ 高血圧症－

　　☐ 糖尿病－

　　☐ 頸椎症－

　　☐ 腰痛－

　　☐ その他（病名：＿＿＿＿＿＿＿＿＿＿＿＿＿＿）－

⑤その他、特に困っていることがあったら、自由に記入します。

表 4　関節の動きを確かめる（腕を動かす）

名　　前：＿＿＿＿＿＿＿＿＿＿＿＿＿＿＿＿＿

記　入　日：平成＿＿＿年＿＿＿月＿＿＿日

練習開始日：平成＿＿＿年＿＿＿月＿＿＿日

生年月日：大正・昭和・平成＿＿＿年＿＿＿月＿＿＿日（＿＿＿歳）

記　入　者：本人、本人以外＿＿＿＿＿＿＿＿＿＿＿＿＿＿＿＿＿

※あてはまるところに○をつけます。
※書かれているところまで届かない人は、（　）内にどこまで届くかを記入します。
※わかれば、どの関節が動かないために届かないのかも記入します。

(1) の結果：
- 健側の腕：
  - A．届く
  - B．首の後ろまで届かない
    - （どこまで届きますか：＿＿＿＿＿＿＿＿＿＿＿＿＿＿＿＿＿
      ＿＿＿＿＿＿＿＿＿＿＿＿＿＿＿＿＿＿＿＿＿＿＿＿＿＿＿）

- 麻痺側の腕：
  - A．届く
  - B．首の後ろまで届かない
    - （どこまで届きますか：＿＿＿＿＿＿＿＿＿＿＿＿＿＿＿＿＿
      ＿＿＿＿＿＿＿＿＿＿＿＿＿＿＿＿＿＿＿＿＿＿＿＿＿＿＿）

(2) の結果：
- 健側の腕：
  - A．届く
  - B．腰の後ろの中心まで届かない
    - （どこまで届きますか：＿＿＿＿＿＿＿＿＿＿＿＿＿＿＿＿＿
      ＿＿＿＿＿＿＿＿＿＿＿＿＿＿＿＿＿＿＿＿＿＿＿＿＿＿＿）

- 麻痺側の腕：
  - A．届く
  - B．腰の後ろの中心まで届かない
    - （どこまで届きますか：＿＿＿＿＿＿＿＿＿＿＿＿＿＿＿＿＿
      ＿＿＿＿＿＿＿＿＿＿＿＿＿＿＿＿＿＿＿＿＿＿＿＿＿＿＿）

表4　関節の動きを確かめる（腕を動かす）：記入する時の留意点

腕の関節が、硬くなっていないかを簡単に調べます。
　麻痺側の腕を**自力（麻痺側の腕の力）**で、**図のように動かせない時**は、健側の手で麻痺側の腕を持って、動かします。

　長期間にわたって、安静にしていたり、寝ていることの多い生活を送ってきた人は健側の腕にも、関節の動きに制限が起きていることがあります。それで、健側の腕も調べます。

確かめる方法：次の動作を行ってください。

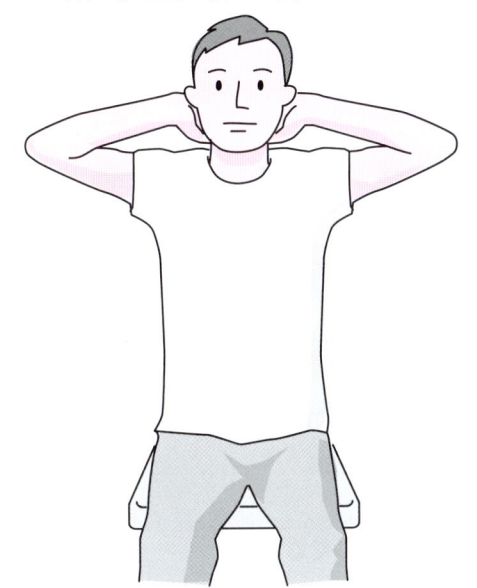

（1）手を首の後ろへ持っていく。　　　　　（2）手を腰の後ろの中心まで持っていく。

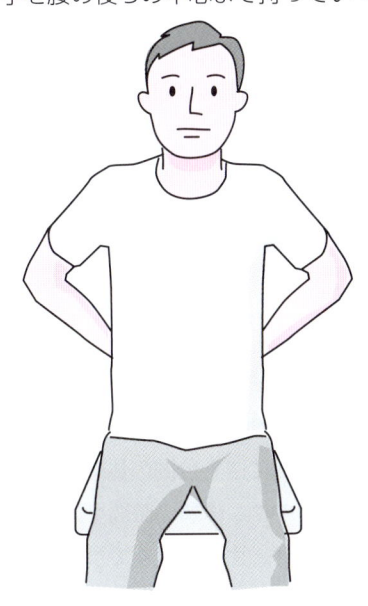

〈練習記録 A〜C の使い方〉

- ご自分の練習の内容によって、選んでください。
- 練習記録 A は、練習開始 1 か月目から使えます。
- 練習記録 B は、練習開始 2 か月目から使えます。
- 練習記録 C は、肩肘と手の練習レベルが 6 の人が、練習開始 3 か月目から使えます。
- 記入欄が狭すぎる時は、練習の内容のみを記入して、その他のメモをしておく必要があることは、ノートなどに書かれてもよいです。
  または、この表を参考にして、使いやすいように作られてもよいです。

〈練習計画のつくり方の約束〉 詳しくは、58 ページを参照

① 「練習計画表」をもとに 1 か月間の、自分の練習計画をつくる
　途中で腕の動きの状態が改善しても、1 か月間は変更しません。
② 「練習計画表」は週に 5 日以上練習する人に向けてつくられている
　5 日より少ない日数で練習する人は、同じ練習内容を 2 か月続けるなど、慎重に練習を進めます。
③ 痛みが出たり、曲がるのが強くなったりして、腕の動きを悪くしないように、無理のない練習計画をつくる
④ 1 か月ごとに決められている、練習時間内で練習計画をつくる
⑤ 一番少ないセットの回数に合わせて、全てのセットで同じ数にして練習計画をつくる
⑥ 各セットの間には 1 分間の休憩を入れて練習計画をつくる
⑦ 練習時間の中に、休憩の時間を入れて練習計画をつくる
⑧ モビングでは、片手 0 度まで戻ってくるようにして練習計画をつくる

〈練習実施早見表の使い方〉

- 練習したかどうかを、日々、確認できるように作ってあります。
- 使い方の決まりは、特にありません。
- 小さいので、拡大コピーをして、使っていただくとよいです。欄が狭いと思われたら、少し見にくくなるかもしれませんが、2 か月分を 1 か月にして、広く使う使い方もできます。
  または、この表を参考にして、使いやすいように作られてもよいです。
- 壁に貼るなどして、目につくようにしておくと、忘れずに練習でき、練習しているのがわかって励みにもなるでしょう。

練習記録 A

練習開始から（　　）か月目　　　肩肘の機能ステップ（　　）　　手の機能ステップ（　　）

※練習開始から2か月間は、1か月ごとの最初に決めた練習計画は変えません。
3か月目からは、練習レベル4〜6の人は、**疲れのサインが出なければ**、3週目から各セットの回数を1増してもよいです。

年	月／日			／	／	／	／	／	／	／
モビング（練習レベル____）	回　数									
	角度とセット数	両手0度								
		片手	0度							
			5度							
			10度							
			5度							
			0度							
		（両手0度）								
	練習時間									
身体を柔軟にする練習	種目と回数を記入									
健側の練習	種目と回数を記入									
備　考（生活の中での、手の使用状況なども記入）＊欄が足りなければ、裏面に記載を										
全体の実施時間										

※モビングの練習時間には、（両手0度）の時間は含めません（⇨63ページ）

練習記録 B

| 練習開始から（　）か月目 | 肩肘の機能ステップ（　）　　手の機能ステップ（　） |

※練習開始から2か月間は、1か月ごとの最初に決めた練習計画は変えません。
3か月目からは、練習レベル4〜6の人は、**疲れのサインが出なければ**、3週目から各セットの回数を1増してもよいです。

年	月／日		/	/	/	/	/	/	/
モビング (練習レベル ＿＿)	回数								
	角度とセット数	両手0度							
		片手 0度							
		片手 5度							
		片手 10度							
		片手 15度							
		片手 10度							
		片手 5度							
		片手 0度							
		(両手0度)							
	練習時間								
つまみと握り (練習レベル ＿＿)	回数								
	つまみ	大きさ							
		セット数							
	握り	大きさ							
		セット数							
	練習時間								
身体を柔軟にする練習	種目と回数を記入								
健側の練習	種目と回数を記入								
備　考 (生活の中での、手の使用状況なども記入) ＊欄が足りなければ、裏面に記載を									
全体の実施時間									

※モビングの練習時間には、(両手0度)の時間は含めません（⇨63ページ）

練習記録C（練習開始3か月目以降の肩肘・手の練習レベル6の人用）

練習開始から（　　）か月目　　　　　　　　　　　　　　肩肘・手の機能ステップ（6）

※**疲れのサイン**が出なければ、3週目から各セットの回数を1増してもよいです。

年	月／日	/	/	/	/	/	/	/
モビング	回　数							
	角度とセット数 — 両手0度							
	片手 0度							
	片手 5度							
	片手 10度							
	片手 15度							
	片手 20度							
	片手 25度							
	片手 20度							
	片手 10度							
	片手 5度							
	片手 0度							
	(両手0度)							
	練習時間							
つまみと握り	回　数							
	つまみ 大きさ							
	つまみ セット数							
	握り 大きさ							
	握り セット数							
	練習時間							
身体を柔軟にする練習	種目と回数を記入							
健側の練習	種目と回数を記入							
備　考								
全体の実施時間								

※モビングの練習時間には、(両手0度) の時間は含めません（⇨63ページ）

練習開始から1か月目の記入例（練習記録A）

| 練習開始から（ 1 ）か月目 | | 肩肘の機能ステップ（ 5 ）　手の機能ステップ（ 4 ） |

※練習開始から2か月間は、1か月ごとの最初に決めた練習計画は変えません。
3か月目からは、練習レベル4～6の人は、**疲れのサインが出なければ**、3週目から各セットの回数を1増してもよいです。

○○ 年				月／日	4／1	／2	／3	／4	／5	／6	／7
モビング（練習レベル __4__ ）	角度とセット数			回　数	4	4	4	4	4	4	0
				両手0度	3	3	3	3	3	3	
		片手		0度	2→1	1	2→1	1	1	1	
				5度							
				10度							
				5度							
				0度							
				（両手0度）	(1)	(1)	(1)	(1)	(1)	(1)	
				練習時間	10	10	10	10	10	10	0
身体を柔軟にする練習	種目と回数を記入										
健側の練習	種目と回数を記入								全体の実施時間には、モビングの練習時間に、モビングの（両手0度）の時間を加えた、時間を記入しています。		
備　考（生活の中での、手の使用状況なども記入）＊欄が足りなければ、裏面に記載を					計画をつくり、試す。片手0度2セット目は肘が伸びず中止。姿勢などを確かめながら行う。難しい。	試す。昨日は疲れたので、ゆっくりにする。	試す。片手0度2セット目は、今回も肘が伸びず中止。	試す。ゆっくりやった。	今日のを練習計画に決める。	うまくできている。	休んだ。
全体の実施時間					12	12	12	12	12	12	0

※モビングの練習時間には、（両手0度）の時間は含めません（⇒63ページ）

練習開始から2か月目の記入例（練習記録B）

練習開始から（2）か月目　　　　肩肘の機能ステップ（5）　　手の機能ステップ（4）

※練習開始から2か月間は、1か月ごとの最初に決めた練習計画は変えません。
3か月目からは、練習レベル4～6の人は、**疲れのサインが出なければ**、3週目から各セットの回数を1増してもよいです。

○○年	月／日			4／29	／30	5／1	／2	／3	／4	／5
モビング（練習レベル__4__）	回数			5	5	5	5	5	5	0
	角度とセット数	両手0度		2	2	2	2	2	2	
		片手	0度	1	1	1	1	1	1	
			5度	2→1	1	1	1	1	1	
			10度							
			15度							
			10度							
			5度							
			0度	1	1	1	1	1	1	
	（両手0度）			(1)	(1)	(1)	(1)	(1)	(1)	
	練習時間			10	10	10	10	10	10	
つまみと握り（練習レベル__4__）	回数			3	3	3	3	3	3	0
	つまみ	大きさ		3cm	3	3	3	3	3	
		セット数		2	3→2	2	2	2	1	
	握り	大きさ								
		セット数								
	練習時間			4	5	4	5	5	2	
身体を柔軟にする練習	種目と回数を記入			●肩 ●指のストレッチ	〃 〃	〃 〃	〃 〃	〃 〃	〃 〃	〃 〃
健側の練習	種目と回数を記入							全体の実施時間には、モビングとつまみと握りの練習時間に、モビングの（両手0度）と身体を柔軟にする練習の時間を加えた、時間を記入しています。		
備考（生活の中での、手の使用状況なども記入）*欄が足りなければ、裏面に記載を				計画をつくり、試す。片手5度2セット目は肘が伸びず中止。	試す。つまみ3セット目は指が伸びず中止。	試す。つまみ少しがんばってみたが、ちょっとだけ疲れた。	試す。	今日のを練習計画に決める。	何となく手が硬いので、つまみ1セットにした	腕の練習は休んだ。
全体の実施時間				22	23	22	23	23	20	5

※モビングの練習時間には、（両手0度）の時間は含めません（⇒63ページ）

練習実施早見表

年月														
日	曜日	実施状況など		曜日	実施状況など		曜日	実施状況など		曜日	実施状況など		曜日	実施状況など
1														
2														
3														
4														
5														
6														
7														
8														
9														
10														
11														
12														
13														
14														
15														
16														
17														
18														
19														
20														
21														
22														
23														
24														
25														
26														
27														
28														
29														
30														
31														

練習実施早見表（記入例）

年月	平成〇〇年〇月			曜日	実施状況など	曜日	実施状況など	曜日	実施状況など	曜日	実施状況など	曜日	実施状況など
日	曜日	実施状況など	実施状況など										
1													
2													
3													
4													
5		○	開始										
6		○											
7		○											
8	日	×	休み										
9		○											
10		○											
11		○											
12		△	体調悪し										
13		△	〃										
14		×	休み										
15	日	×	休み										
16		○											
17													
18													
19													
20													
21													
22	日												
23													
24													
25													
26													
27													
28													
29	日												
30													
31													

文　献

- 福井圀彦，藤田　勉，宮坂元麿・編：脳卒中最前線－急性期の診断からリハビリテーションまで－第4版，医歯薬出版，東京，2009．

- 吉村澄江：片まひに対する機能的作業療法．理学療法と作業療法 5：508-514，1971．

- Signe Brunnstrom（佐久間穣爾，松村秩・訳）：片麻痺の運動療法，医歯薬出版，東京，1974．

- 中村隆一，斎藤　宏，長崎　浩：基礎運動学　第6版，医歯薬出版，東京，2003．

- 遠藤てる：脳卒中片麻痺者の一側サンディング作業の表面筋電図による分析－サンディング台の傾斜角度と，作業姿勢，ブロック形状，ブロックへの加重との関連．東京保健科学学会誌 3：191-198，2000．

- 信原克哉：肩－その機能と臨床　第4版，医学書院，東京，2012．

- 松村恵理子，遠藤てる：脳卒中後右片麻痺者への13年間の作業療法－就労を支えた上肢の機能回復・維持および自己管理への治療的援助．作業療法 30：572-581，2011．

- 山崎泰広：運命じゃない！－シーティングで変わる，障害児の未来，藤原書店，東京，2008．

- Bengte Engstorom（高橋正樹，中村勝代，光野有次・訳）：からだにやさしい車椅子，三輪書店，東京，1997．

おわりに

　現在の健康保険の制度では、ごく短期間しか病院での練習ができない状況があります。そのようなことで、障碍のある方が家庭で、自立（自律）して、できる方法をと考えて本書を書きました。

　この本に書かれている方法は、基本的には臨床現場で使っている方法です。それをご家庭でお一人でもできるように工夫しました。

　臨床現場では、障碍が軽い一部の方を除けば、毎日、熱心に練習されている方でも、改善するには時間がかかる場合が多いです。この本を見て練習されている方も歯がゆい思いをされるかも知れません。脳の働きや複雑な手の使い方を考えると、回復は簡単なことではないと思います。しかし、長くかかって改善してこられる方も実際におられます。

　楽しみながら、"毎日"練習して、"健康づくり"をしていただきたいと思います。

　一日一日、機能改善に希望を持って、しかし、こだわらないで、まずは現在の状態を維持できるように練習してください。

　少しだけでも生活しやすくなったり、気がつかないでいたら、ある日、できることが増えていたりします。毎日の生活を大切にしながら、続けて練習していっていただきたいと思います。

　できるだけ多くの人が使えるように書いたつもりですが、お一人おひとりの状態は微妙に違っていますし、紙面の制限もあり、書ききれていないと思います。ぜひ、ご自分の状態をよく知って、ご自分の状態に合わせて練習していただきたいと思います。

　なお、この本の練習方法の基本は、"姿勢"です。練習する時に、上体や肩など、本文の中に書かれている姿勢をキチンととっているか、足裏へキチンと体重をかけているかによって、練習した結果が大きく違ってきます。それで、身近な人に見てもらって、意見をいただくとよいと思います。もしできるならば、専門家の力を借りてください。

　最後に、本書の執筆について貴重なご意見をいただきました作業療法士の大村みさき、本田豊、北村ミチル、小山春美の皆様に厚くお礼申し上げます。

　本書は、著者らが一緒に内容を考え、検討しながら書きました。最後の全体の統一と見直しは、遠藤が行いました。

平成 25 年 5 月 31 日
遠藤てる
鈴木真弓
松村恵理子

〈著者略歴〉

遠藤てる（えんどう てる）
作業療法士　博士（人間科学）
東京都立府中リハビリテーション学院作業療法学科卒業。東京都立大学大学院修士課程（心理学専攻）修了。早稲田大学大学院博士課程（健康科学専攻）修了。1973年から東京厚生年金病院、東京都心身障害者福祉センター、英国での2年間の病院研修、国立療養所箱根病院、埼玉医科大学付属病院にて、作業療法士として、急性期から回復期、生活期の脳卒中の方たちの治療・練習・援助に携わる。1995年から東京都心身障害者福祉センター生活援助科長として脳卒中の方たちの社会復帰を支援する。1999年から首都大学東京（旧東京都立保健科学大学）保健科学部作業療法学科准教授。2006年親の介護のため同大学退職。現在は、地域で作業療法士として福祉・介護の仕事に携わっている。
著書に、「片手で料理をつくる―片麻痺の人のための調理の手引き」、「組みひも―作業療法への適用法」（共著、以上、協同医書出版社）、「高次脳機能障害のリハビリテーション―実践的アプローチ」（共著、医学書院）など多数。

鈴木真弓（すずき まゆみ）
作業療法士
社会医学技術学院作業療法学科卒業。1990年から埼玉医科大学病院、2007年から埼玉医科大学国際医療センターリハビリ訓練室係長。作業療法士として、急性期から回復期、生活期の脳卒中の方たちの治療・練習・援助に携わる。
著書に、「組みひも―作業療法への適用法」（共著、協同医書出版社）、「リハビリ診療トラブルシューティング」（共著、中外医学社）など。

松村恵理子（まつむら えりこ）
作業療法士
国立療養所箱根病院付属リハビリテーション学院作業療法学科卒業。1987年から埼玉医科大学病院、1994年から東芝林間病院リハビリテーション科勤務。作業療法士として、急性期から回復期、生活期の脳卒中の方たちの治療・練習・援助に携わる。
著書に、「組みひも―作業療法への適用法」（共著、協同医書出版社）。

一日10分　家庭で行う手のリハビリ　　　定価はカバーに表示

2013年9月6日　初版第1刷発行
2014年2月10日　　　第2刷発行

著　者　遠藤てる・鈴木真弓・松村恵理子 ©

発行者　木下　攝
発行所　株式会社協同医書出版社
　　　　〒113-0033　東京都文京区本郷3-21-10
　　　　電話03-3818-2361　ファックス03-3818-2368
　　　　郵便振替00160-1-148631
　　　　http://www.kyodo-isho.co.jp/　E-mail：kyodo-ed@fd5.so-net.ne.jp

イラストレーション　山川宗夫（ワイエムデザイン）
DTP　　Kyodo-isho DTP Station
印刷製本　横山印刷株式会社
　　　　ISBN978-4-7639-2136-9

JCOPY 〈（社）出版者著作権管理機構 委託出版物〉

本書の無断複写は著作権法上での例外を除き禁じられています．複写される場合は，そのつど事前に，（社）出版者著作権管理機構（電話03-3513-6969，FAX 03-3513-6979，e-mail: info@jcopy.or.jp）の許諾を得てください．
本書を無断で複製する行為（コピー，スキャン，デジタルデータ化など）は，「私的使用のための複製」など著作権法上の限られた例外を除き禁じられています．大学，病院，企業などにおいて，業務上使用する目的（診療，研究活動を含む）で上記の行為を行うことは，その使用範囲が内部的であっても，私的使用には該当せず，違法です．また私的使用に該当する場合であっても，代行業者等の第三者に依頼して上記の行為を行うことは違法となります．